Dr. med. Ute Buth

Ich warte noch auf dich

Unerfüllter Kinderwunsch –
Fachliche Hilfe und persönliche Erfahrungsberichte

Dr. med. Ute Buth

Ich warte noch auf dich

Unerfüllter Kinderwunsch – Fachliche Hilfe und persönliche Erfahrungsberichte

SCM Hänssler

SCM

Stiftung Christliche Medien

Dr. med. Ute Buth ist von Beruf Fachärztin für Frauenheilkunde und Geburtshilfe und seit neun Jahren verheiratet mit Peter. Sie haben zwei Kinder und sind seit 2002 gemeinsam in einer überregionalen Ehe- und Familienarbeit tätig – vor allem mit dem Schwerpunkt »Sexualität in der Ehe«. Seit 2007 ist Dr. Ute Buth Fachberaterin für Gynäkologie und Geburtshilfe des Weißen Kreuzes e. V. (Sexualethik und Seelsorge) im Dachverband des Diakonischen Werkes. Darüber hinaus referiert sie und berät Ratsuchende zu ethischen Fragen ihres Fachgebietes (wie z. B. Verhütungsmitteln, vorgeburtlicher Diagnostik, unerfülltem Kinderwunsch und Fragen der Sexualität). Ihre langjährige Erfahrung als Dozentin an einer Krankenpflegeschule bringt sie ferner in der Durchführung von Sexualkundeprojekten an Schulen ein.

Bestell-Nr. 395.131
ISBN 978-3-7751-5131-3

SCM Hänssler im SCM-Verlag GmbH & Co. KG · 71088 Holzgerlingen
Internet: www.scm-haenssler.de
E-Mail: info@scm-haenssler.de
Umschlaggestaltung und Titelbild: OHA Werbeagentur GmbH, Grabs, Schweiz; www.oha-werbeagentur.ch
Satz: typoscript GmbH, Walddorfhäslach
Druck und Bindung: CPI – Ebner & Spiegel, Ulm
Printed in Germany

Inhalt

Widmung

Mehr und mehr ist mir –
auch durch das Schreiben dieses Buches – bewusst geworden,
welch großes Geschenk unsere Töchter Mayra und Linnea sind.
Es ist keinesfalls selbstverständlich, dass wir sie bei uns haben.
Ihnen und meinem Mann Peter ist dieses Buch
in Dankbarkeit gewidmet.

Dank

Vor allem danke ich meinem **Ehemann Peter** und unseren beiden Töchtern **Mayra und Linnea** für ihre Geduld und die liebevolle praktische Unterstützung während des Entstehungsprozesses dieses Buches. Ohne Euch wäre das nicht möglich gewesen!!

Ganz besonders danke ich an dieser Stelle denjenigen **Menschen**, die bereit waren, mutig ihre tiefsten Gedanken und Empfindungen zu diesem so oft tabuisierten Thema offenzulegen und uns auf diese Weise allen daran Anteil zu geben. Sie verleihen diesem Buch eine sehr persönliche Note. Ihre Erfahrungsberichte veranschaulichen neben allen sachlichen Fachinformationen ganz lebensnah die Praxis. Ich bin mir sehr bewusst, dass es für einige von ihnen schmerzhaft war, noch einmal so genau hinzusehen und ihr Erleben in Worte zu fassen. Umso mehr möchte ich ihnen hier meine tiefe Dankbarkeit und Wertschätzung zum Ausdruck bringen!

In **Ute Mayer** hatte ich Begleitung durch eine sehr kompetente, verständnisvolle und kreative Lektorin. Vielen herzlichen Dank für die äußerst angenehme Zusammenarbeit!

Ein herzliches Dankeschön gilt auch **Pastorin Christine Schultze**, die bereit war, Auszüge aus ihrer Predigt zum Thema »Gott umarmt uns mit der Wirklichkeit« für dieses Buch zur Verfügung zu stellen.

Frau **Dr. med. Ina Walter-Göbel** hat neben ihrem herausfordernden Alltag dankenswerterweise das Kapitel »Fortpflanzungsmedizin« fachlich sehr kompetent und engagiert gelesen und wertvolle Impulse auf aktuellstem Wissensstand mit eingebracht.

Dagmar Janke, Nikolaus Franke und Simon Wörpel haben ungezählte Stunden für das sorgfältige Gegenlesen des Manuskriptes investiert. Vielen herzlichen Dank für Eure Einsatzbereitschaft und alle hilfreichen Fragen und Anregungen.

Vorwort

Unerfüllter Kinderwunsch – wenn wir diese Bezeichnung hören, haben wir bestimmte Vorstellungen mehr oder weniger leicht abrufbar in unserem Kopf parat. Diese sind entscheidend von unseren Erfahrungen geprägt. Sich dieser Thematik tiefer gehend und umfassend zu stellen, bedeutet näher hinzusehen. Möglicherweise müssen wir uns dann auch folgende Frage stellen: »Durch welche *Brille* oder Sicht der Dinge nähere ich mich seither dieser schwierigen Thematik?«

Vielleicht werden wir an der einen oder anderen Stelle überrascht und entdecken Aspekte, die wir bislang nicht wahrgenommen haben. Es lohnt sich, alles ausführlicher und aus verschiedenen Blickwinkeln zu betrachten.

Denn: Unerfüllter Kinderwunsch ist mehr als man denkt – was genau, davon handelt dieses Buch.

Die ausführliche und sorgfältige Auseinandersetzung mit dem Thema *unerfüllter Kinderwunsch* erfordert Ausdauer, bisweilen auch Mut. Es ist ein schmerzliches, facettenreiches Terrain, das keine einfachen Antworten bereithält. Während das Leben mit Kinderwunsch anfangs noch eher einem Spaziergang gleichen mag, so ist das Leben mit *unerfülltem* Kinderwunsch an irgendeinem Punkt keiner mehr. Die Situation gleicht vielmehr einer oft anstrengenden Bergwanderung mit Höhen und Tiefen, Umwegen, der Hoffnung, den Gipfel bald zu erreichen, um kurz darauf festzustellen, dass er augenscheinlich doch noch so unendlich weit weg außerhalb der eigenen Reichweite liegt. Atemberaubende Höhen und erschreckend tiefe Abgründe können dem Wanderer begegnen. Oftmals wird diese mitunter langwierige Expedition in Sachen Familienplanung auch deshalb im persönlichen Umfeld kompliziert, weil meistens nicht öffentlich darüber gesprochen wird. Selbst im 21. Jahrhundert ist unerfüllter Kinderwunsch noch eines der größten Tabuthemen unserer Gesellschaft. Diese Tatsache erschwert die manchmal ungeheuer mühsame Reise der Betroffenen oft noch zusätzlich. Sie geraten in die Isolation, sehen sich Vorurteilen und Klischees gegenüber, zweifeln an der eigenen Potenz.

Unabhängig davon, ob Sie sich selbst auf dieser Wanderung befinden oder ob Sie noch spazieren gehen, ob Sie gar solche Wanderer begleiten oder einfach etwas mehr über diese komplexe Thematik erfahren möchten: Dieses Buch möchte Ihnen weiterhelfen. Es bietet dazu vielfältige Möglichkeiten:

Sie finden kompakte Sachinformationen zum Thema unerfüllter Kinderwunsch in ganz verschiedenen Prozessstadien, verwoben mit *Kernaussagen Betroffener,* die immer wieder bewusst mittendrin zu Wort kommen (grafisch hervorgehoben). Diese Statements stellen den Fakten dankenswerterweise praktische Lebenserfahrung an die Seite. Die Autoren und Autorinnen haben ihr Einverständnis zur Veröffentlichung gegeben. Manche Veranschaulichungen aus der Beratungspraxis wurden zum Schutz der Betroffenen so verfremdet, dass die Kernaussagen erhalten bleiben, ohne die Identität der jeweiligen Handelnden offenzulegen. Immer wieder klingt auch der christliche Glaube an – in der Auseinandersetzung mit existenziellen und ethischen Fragen, die an der Identität der Betroffenen ordentlich rütteln können. Dabei geht es nicht darum, einfache Lösungen anzubieten, sondern tiefer zu schürfen. Das bedeutet, Mut zu machen, diesen ganzheitlichen Aspekt des Lebens nicht außer Acht zu lassen, sondern mit einzubeziehen.

Mein Anliegen ist es, Ihnen durch dieses Buch – die oftmals so dringend benötigten – *Mehr*informationen an die Hand zu geben, damit Sie Ihre Schritte und Entscheidungen auf eine gute, fundierte Basis stellen können – unabhängig davon, ob Sie selbst betroffen sind, oder ob Sie als Berater, Angehöriger oder Freund vielleicht eher in der zweiten Reihe stehen und erstere begleiten. Ich komme auch nicht umhin, die ethische Seite der Medaille zu beleuchten, und zu diesem oder jenem Verfahren klar Stellung zu beziehen. Manches andere kann außerordentlich vielfältig gesehen werden: schwarz oder weiß ist selten, viel häufiger finden wir Grauzonen, in denen man seine Position finden muss. So sollen die Ausführungen und Hintergrundinformationen den Ratsuchenden ein authentisches Handeln über den Entscheidungsprozess hinaus ermöglichen. Denn für die getroffenen Entscheidungen müssen letztlich sie selbst die Verantwortung übernehmen und dauerhaft damit leben. Verantwortung heißt: Ich gebe auch Antwort auf Fragen nach meinem Tun und Handeln.

Keinesfalls jedoch geht es darum, Entscheidungen abzunehmen, unmündig zu machen, zu bevormunden oder feste Wege vorzuzeichnen. Ich möchte stattdessen ermutigen und manchmal auch bremsen, möchte nachdenklich machen – und mit stereotypen Denkweisen brechen oder festgefahrene Situationen spiegeln. Ich möchte Unklares deutlicher machen und Sprachrohr für Betroffene sein. Darf ich Sie ein Stück des Weges begleiten?

Wie können Sie nun konkret vorgehen? Vielleicht liegen bestimmte Themen für Sie im Moment brennend oben auf der Tagesordnung. Dann schnuppern Sie doch einfach in die betreffenden Kapitel hinein. Diese sind so gestaltet, dass das Buch nicht fortlaufend gelesen werden muss. Das Stichwortverzeichnis am Ende wird Ihnen helfen, sich zurechtzufinden. Vielleicht möchten Sie aber auch ganz klassisch von vorn beginnen und das Thema *unerfüllter Kinderwunsch* einmal ganz neu und umfassend auf sich wirken lassen?

Bevor Sie nun starten, ein wichtiger Hinweis vorweg: Alle hier erfassten Inhalte, insbesondere die medizinischen Sachinformationen, sind sorgfältig recherchiert und zusammengetragen worden. Die rasche Entwicklung in der Medizin und Wissenschaft bringt es jedoch mit sich, dass sich Sachlagen innerhalb kürzester Zeit ändern können und korrigiert werden müssen. Diese Aktualität kann ein Buch nicht gewährleisten. Der Leser ist daher nicht von der Verantwortung frei gestellt, sich selbst über aktuelle Entwicklungen auf dem Laufenden zu halten und seine Wünsche und Entscheidungen mit einem Facharzt vor Ort zu bedenken. Nur dieser ist in der Lage, eine umfassende Bewertung der Gesamtsituation in Relation zu den jeweiligen Methoden für seine Klienten oder Patienten abzugeben. Auf dieser Basis sollten dann die Entscheidungen getroffen werden. Diesen individuellen Entscheidungsprozess kann und will dieses Buch nicht ersetzen, sondern allenfalls unterstützen.

Sollten Sie Anregungen, zum Beispiel zu neuen wissenschaftlichen Entwicklungen, haben, können Sie mir diese gern zusenden: u.buth@weisses-kreuz.de

Schön, dass Sie sich aufgemacht haben, und herzlich willkommen in diesem Buch!

Ihre Ute Buth

PS: Um eine gute Lesbarkeit zu gewährleisten, verzichte ich auf die Doppelnennung der Geschlechterbezeichnungen. Die männliche oder weibliche Form steht dann jeweils als »neutrale« Variante für beide Geschlechter.

1. Einleitung

Das Thema ist aktuell

Immer mehr Frauen in Deutschland bleiben kinderlos. Dies ist ein Ergebnis der Mikrozensus-Untersuchung unserer Bundesregierung 2008. Diese Befragung ergab konkret, dass der Anteil an Frauen zwischen 40 und 44 Jahren, die kinderlos waren, bei 21 Prozent liegt! Das ist durchschnittlich jede fünfte Frau! In der Altersgruppe 50–54 Jahre lag der Anteil nur bei 16 Prozent, bei den 60–64-Jährigen waren es nur 12 Prozent. Damit ist innerhalb von 20 Jahren annähernd eine Verdopplung der Zahlen eingetreten.

Woran mag diese aufrüttelnde Zahl liegen? Einerseits kommen gesellschaftliche Entwicklungen wie der Zerfall von Ehe und Familie, die hohen Scheidungsraten oder auch die zunehmende Anzahl vollberuflich tätiger Frauen ins Blickfeld. Anderer-seits hören wir von fruchtbarkeitsschädigenden Faktoren, Umweltgiften und spätem Kinderwunsch. Diese Liste ließe sich sicher noch verlängern.

Viele dieser Faktoren sind multifaktoriell. Wie zum Beispiel die *DINKS* (*double income, no kids*), also Doppelverdiener ohne Kinder, deren Zahl steigt. Aber sollte das wirklich alles ausschließlich Eigennutz sein? Nun kann zwar jeder seinen Grundlebensentwurf frei bestimmen, immer und in jedem Fall jedoch von »Freiheit« zu sprechen ist weit gefehlt. Den kinderlosen Menschen dies einseitig als Zeugungsverweigerung und absolut freiwilligen Entschluss zu unterstellen, wird vielen Betroffenen nicht gerecht. Es treibt noch dazu jene in die Defensive, welche so aus ihrer Not eine Tugend machen mussten, die aber alles dafür gegeben hätten, Eltern zu werden.

Leider war es ihnen jedoch nicht vergönnt. Und auch Eltern mit einem Kind überlegen sich wegen der angespannten wirtschaftlichen Lage, der Doppelbelastung von Familie und Arbeit, des erschwerten Wiedereinstiegs in den Beruf, des fehlenden Kitaplatzes immer häufiger, ob sie sich noch ein zweites Kind vorstellen können. (»Schön, wenn man die Wahl hat«, würden so manche kinderlose Paare an der Stelle sagen...) Doch dazu später mehr.

Eines muss ganz deutlich gesagt werden: Tatsache ist, dass man mit dem einfachen Blick von außen die komplexe Situation eines Paares ohne leibliche Kinder oder mit Kinderwunsch nicht erfassen kann und sich daher in der Meinungsbildung und vor allem *Meinungsäußerung* sehr zurückhalten sollte. Denn es gilt nach wie vor: Obwohl die Not auf dem Gebiet des *unerfüllten Kinderwunsches* sehr groß ist, wird dennoch selbst in einer Zeit, in der die moderne Fortpflanzungsmedizin ganz andere Wege als früher eröffnet, kaum öffentlich über das Thema gesprochen. Die Betroffenen leiden oft jahrelang im Verborgenen. Die Sexualität in der Paarbeziehung bleibt vielfach auf der Strecke, Angst und Versagensgefühle nehmen die Luft zum Atmen. Viele verknüpfen ihre Geschlechtsidentität mit der eigenen Fruchtbarkeit und kommen so in eine Identitäts- und nicht selten auch in eine Glaubenskrise. Die Verunsicherung ist groß! Fragen treiben Betroffene um: *Wieso gerade ich? Was habe ich nur falsch gemacht? Was tue ich, wenn es nie klappt? Wenn Gott es zulässt, dass wir kein Kind bekommen, dürfen wir dann noch selbst aktiv werden? Was – von all den Errungenschaften der modernen Medizin – kann man vor sich selbst und vielleicht auch vor Gott verantworten? Was ist ethisch vertretbar? Wie weit sind wir bereit zu gehen? Wäre Adoption wirklich eine Alternative? Wie gehe ich nur mit meiner großen Sehnsucht um?*

Die Betroffenen leiden, ob Mann oder Frau, wenn dies auch nach außen hin sehr unterschiedlich in Erscheinung treten kann. Ein mögliches Szenario kann so aussehen:

Seit Jahren unerfüllter Kinderwunsch – *sie* kann phasenweise keine kleinen Kinder mehr sehen, ist fixiert auf das Thema, fruchtbare Tage müssen »genutzt« werden, Sex nach Plan steht auf dem Programm. Jede Monatsblutung ist eine einzige Provokation und

Niederlage. Nun bloß keine schwangere Freundin treffen! Aber auch keinem sagen, wie lange sie es schon versuchen, denn damit macht man sich so öffentlich, so nachprüfbar und so unendlich verletzbar. Wenn es niemand weiß, dann ist das »Versagen« wenigstens nicht so offensichtlich. Alles dreht sich um die eine Frage: Wird es wohl – *diesmal* – klappen? Und so wandelt sich oft im Laufe des Monatszyklus die Enttäuschung und Resignation hin zum erneuten Versuch, zum aufkeimenden Hoffen und Bangen, nicht selten bis zum erneuten Absturz: wieder nicht schwanger! Diese spannungsgeladene Situation löst existenzielle Fragen und Ängste aus: *Bin ich überhaupt eine vollwertige Frau? Stimmt mit mir etwas nicht? Geht es womöglich nie? Und wie gehe ich dann damit um? Wie halte ich diese Ungewissheit aus? Was hat das für einen Einfluss auf unsere Ehe? Wie begegne ich meinen (Schwieger-) Eltern, die immer wieder andeuten, dass sie liebend gern Großeltern werden wollen...* Seit Jahren unerfüllter Kinderwunsch – *ihm* geht an ganz vielen Stellen ähnlich, sein Selbstwertgefühl mag angekratzt sein, er steht doch in der Blüte seines Lebens, ist andernorts so potent, beruflich auf der Erfolgsleiter, es ist doch fast alles lösbar... *fast* alles, außer diesem hartnäckigen Dauerbrenner: Schon lange dreht sich alles mehr oder weniger offensichtlich, aber sehr stetig um dieses *eine* Thema. – Wo bleibt eigentlich die Paarbeziehung? Wo ist die lebenslustige unverzagte Frau, die er einst geheiratet hatte? So jedenfalls hatte *mann* sich das alles nicht vorgestellt...

Nun sollen hier keine pauschalen Rollenklischees zementiert werden. Es gibt genauso auch Paare, bei denen der Mann an der Kinderlosigkeit verzweifelt, weil er so gern eine Familie gründen möchte, die Frau hingegen geht eher unbeschwerter damit um. Aber auch ganz andere Auswirkungen auf das Alltagsleben sind vorstellbar. Wie auch immer es bei Ihnen persönlich aussieht: Oft empfinden sich Betroffene mit dem Thema als solches sehr isoliert. Für sie ist es kaum vorstellbar, dass auch andere leiden, weil die meisten betroffenen Paare das Thema nicht anschneiden. Für viele scheint es auch sehr eng mit der eigenen Wertigkeit verknüpft zu sein. Dieses Problem ist übrigens nicht neu. Schon zur Zeit des Alten Testaments fragt Elkana seine unter ihrer Kinderlosigkeit leidende Frau Hannah: »Du hast doch mich – ist das nicht besser als zehn Söhne?«[1]

Wenn der Blickwinkel für die große Bandbreite dieses Themas allgemein geweitet wird, dann gelingt es uns hoffentlich besser, barmherziger miteinander umzugehen und weniger zu verurteilen.

Es ist daher von grundlegender Bedeutung, dass dieses Thema endlich enttabuisiert wird, um Not leidende Menschen nicht weiter ins Abseits zu drängen. Wenn sie stattdessen erleben, dass ihnen jemand in ihrem Empfinden hilfreich zur Seite steht, ohne weiteren Druck aufzubauen, wäre schon viel gewonnen.

2. Unerfüllter Kinderwunsch ist weit mehr als wir denken!

Es ist mir ein großes Anliegen, den Horizont zum Thema *unerfüllter Kinderwunsch* zu erweitern. Unerfüllter Kinderwunsch ist vielfältig und übersteigt damit bei Weitem unser gängiges Schubladendenken. Zwar geht es in diesem Buch selbstverständlich und umfassend auch um das »klassische kinderlose Paar«. Aber damit ist der Rahmen absolut noch nicht gezogen. Denn auch Eltern mit Kindern können einen unerfüllten Kinderwunsch haben.

Dies kann zum Beispiel der Fall sein, wenn die Frau nach dem ersten Kind nicht wieder schwanger wird – oder wenn Eltern ihr Kind nach kurzer Zeit (z.B. nach Fehl- und Totgeburten, plötzlichem Kindstod, schwerer Krankheit oder Unfall) wieder hergeben mussten. Gewiss, kein Kind kann je ein anderes ersetzen, jedoch: Der Kinderwunsch ist – und bleibt – so manches Mal unerfüllt, auch für verwaiste Eltern. Oder wenn die biologische Uhr schneller war als der eigene (weitere) Kinderwunsch, wenn die eigene Krankheitsgeschichte oder der Partner diesen Weg, warum auch immer, nicht (mehr) mitgehen möchte, Mediziner vor weiteren Schwangerschaften dringend abraten. In all diesen Fällen bleibt für viele der Kinderwunsch unerfüllt.

> *»Ich hatte mir eine Familie mit mindestens vier Kindern gewünscht. Dann wurde unsere zweite Tochter mit einer schweren Behinderung geboren. Da es eine erbliche Komponente gab und meine Kräfte begrenzt waren, entschieden wir, keine weiteren Kinder zu planen. Lange Zeit kämpfte ich mit dem Gefühl, vor Gott nicht wert genug zu sein, viele Kinder haben zu dürfen. Das legte sich, als ich erlebte, wie viel Reichtum er gerade durch diese beiden Kinder in mein Leben legte.«* – Kornelia (55)

> *»Früher hatte ich mir immer einen ganzen Stall voll Kinder gewünscht, dann wurde überraschend eine Erbkrankheit diag-*

nostiziert und machte mir einen Strich durch diese Rechnung. Alle Versuche, schwanger zu werden, liefen ins Leere. Als ich dennoch nach vielen Jahren überraschend ein Kind bekam, das noch dazu von dem Defekt nur gering betroffen war, waren wir überglücklich und beschlossen, damit zufrieden zu sein, und es gut sein zu lassen. Doch immer wieder einmal kam der drängende Wunsch nach weiteren Kindern in mir hoch, und ich war überrascht, dass sich das Verlangen stets wieder so stark wie beim ersten Mal anfühlte.« – Anna (45)

Kinderwunsch heutzutage?!

Wir leben in einer Zeit, in der Individualität und Selbstverwirklichung großgeschrieben werden. Manchmal hat man das Gefühl, als lebten wir zudem in einer Epoche der »Liebe auf Zeit«. Gesellschaftspolitisch steht die Ehe an sich immer mehr in Frage, Scheidungsraten steigen ins Unermessliche, Lebensabschnittsgefährten treten an die Stelle des Ehepartners. So stellt sich der Kinderwunsch für viele Menschen erst spät und dann oftmals als große Schwierigkeit heraus. Eine Redakteurin von *Welt online*, Beate Blumenfeld, beschreibt es so: »Denn bis heute gehören ja in aller Regel zum Kinderkriegen zwei, zur Kinderlosigkeit jedoch wesentlich mehr. In meinem Fall haben mindestens vier ›Lebensabschnittspartner‹ dazu beigetragen.«[2]

Aufgrund dessen sollten wir bedenken: Wie steht es um Menschen in kurzfristigen Partnerschaften, um Alleinstehende und Alleinerziehende, zu denen selbstverständlich auch Verwitwete[3 4] und Geschiedene mit Kindern zählen. Es ist unglaublich schmerzhaft, wenn bei drängendem Kinderwunsch noch nicht einmal ein Partner in Sicht ist, mit dem man überhaupt einen Versuch wagen könnte. Alleinerziehenden bleibt auch ein Geschwisterchen für ihre Kinder meist verwehrt oder sie suchen sich einen neuen Partner und gründen so eine Patchworkfamilie mit einer ganz eigenen Herausforderung. Es ist zutiefst wünschenswert, dass wir diese Menschen nicht aus den Augen verlieren, wenn wir über unerfüllten Kinderwunsch nachdenken und ins Gespräch kommen wollen. Einfache Lösungen gibt es meist nicht, aber allein die Tatsache, nicht vergessen zu werden, nicht ausgeklammert zu sein, kann schon den Ansatz eines gewissen Trostes in sich tragen.

»Als ich Thomas nach dem Tod seiner ersten Frau heiratete, wurde ich gleichzeitig damit auch ›Mutter‹ von vier heranwachsenden Kindern. Wie gern hätte ich auch wenigstens ein gemeinsames Kind mit ihm gehabt, aber er hatte so viel durchlitten, und die Kinder mussten ja auch den Tod ihrer Mutter verarbeiten – so blieb dafür von seiner Seite kein Raum mehr.« – Jana (35)

»Vor etwa zehn Jahren war ich mit einem Mann zusammen, den ich zu lieben meinte. Als ich plötzlich schwanger wurde, waren wir beide geschockt, unsere Beziehung zerbrach. Er lehnte jeden Kontakt zu seinem Sohn ab. Ich sah mich gezwungen, den Kleinen allein aufzuziehen und für unseren gemeinsamen Lebensunterhalt zu arbeiten. Sicher hatte ich mir früher oft eine idyllische Kleinfamilie mit zwei bis drei Kindern gewünscht. Aber dafür gibt es in meinem Alltag nun keinen Raum mehr. Trotzdem ist es ein unglaubliches Geschenk, wenigstens Tom haben zu können. Der kleine Mann bringt so viel Freude in mein Leben, dass ich mit der Situation einigermaßen versöhnt leben kann.« – Elke (43)

»Für mich stand immer fest, dass die Erfüllung meines Kinderwunsches fest an den Partner gekoppelt ist, den ich liebe. Seit dieser vor Jahren überraschend gestorben ist, bin ich diesem Wunsch nicht mehr nachgegangen.« – Sabine (44)

»Als Single mit Mitte 30 habe ich schon lange das Gefühl, dass alle Freundinnen in puncto Partnerschaft in Überschallgeschwindigkeit an mir vorbeiziehen. Seit einigen Jahren bekomme ich weniger Verlobungs- und Hochzeitsanzeigen, sondern viele Karten mit lauter wirklich süßen Babys. Manchmal kann ich das

kaum mehr aushalten. Meine biologische Uhr tickt immer lauter, und ›Mr. Right‹ ist meilenweit nicht in Sicht.« – Maria (36)

Frauen in den USA, dem selbst ernannten »Land der unbegrenzten Möglichkeiten«, gehen teils so weit, dass sie, wenn der richtige Lebenspartner bis dahin noch nicht erschienen ist, spätestens ab Mitte 30 »Plan B« verfolgen: Sie werden eine *Single Mother by Choice* (Alleinerziehende Mutter aus freiem Willen). Das bedeutet, das Projekt »Mutter werden«, allein anzugehen – bzw. mit Hilfe einer Samenbank. Auch gleichgeschlechtliche Paare halten entweder ihren Kinderwunsch aus oder greifen zu Alternativen wie Adoption oder künstlicher Befruchtung. Diese Praxis macht schmerzlich deutlich, wie drängend ein unerfüllter Kinderwunsch sein kann. In einem aufrüttelnden Artikel zeichnet Anja Jardine von NZZ Folio (Neue Züricher Zeitung)[5] das Porträt einer Großfamilie im 21. Jahrhundert: Sieben Frauen auf zwei Kontinenten, die eines gemeinsam haben: Kinder des Samenspenders 5010 – und keinen Mann.

So gilt zusammenfassend: Die Ausprägungen des unerfüllten Kinderwunsches sind mindestens ebenso vielfältig wie die Ursachen. Dieses Feld ist um vieles weiter als gemeinhin vermutet. Es gibt weit mehr als nur kinderlose Paare. Zum unerfüllten Kinderwunsch zählen alle, deren Kinderwunsch – so wie sie ihn persönlich empfinden – nicht erfüllt ist!

Unerfüllter Kinderwunsch – Wer gehört alles dazu?

- Kinderlose Paare
- Eltern, die sich mehr Kinder wünschen
- Frauen mit Kinderwunsch jenseits der Wechseljahre
- Alleinerziehende Eltern (auch Verwitwete oder Geschiedene)
- Witwen oder Geschiedene ohne Kinder
- Verwaiste Eltern nach Fehl- und Totgeburten, plötzlichem Kindstod
- Gleichgeschlechtliche Paare
- Alleinstehende/Singles

3. Auf dem Weg zum Wunschkind

Grundvoraussetzungen zum Thema Kinderwunsch und Wunschkind

Ist Kinderwunsch denn an Bedingungen geknüpft, und wer wollte die schon kontrollieren? Einen Elternführerschein gibt es nicht. Kinder bekommen kann – zumindest theoretisch – fast jeder. Es soll hier auch nicht um Kontrolle oder Belehrung gehen, sondern um Impulse und Gedankenanstöße. Ob und wie Sie diese konkret für sich umsetzen, ist Ihre ganz eigene Entscheidung.

Besteht der Kinderwunsch auf Gegenseitigkeit? Klären Sie, ob Sie sich *beide* ein Kind wünschen! Einigen Sie sich auf einen gemeinsamen Weg und überlegen Sie, wie und wann Sie dies angehen möchten: Elternschaft ist ein Langstreckenlauf, bei dem Sie einander brauchen, sowohl im Schwangerwerden als auch im Elternsein. Dies kann und sollte nicht das Projekt eines Einzelkämpfers sein. Vertrauen ineinander ist unumgänglich. Missbrauchen Sie dieses nicht, indem womöglich ein Partner hinter dem Rücken des anderen das gewählte Verhütungsmittel sabotiert!

Ohne das Kleingedruckte?! Nehmen Sie Ihr Wunschkind schon jetzt *vorab*, allumfassend – brutto – an. Niemand gibt uns die Garantie, ein gesundes Kind zu bekommen. Und selbst wenn es gesund zur Welt kommt, so sind wir vor Unfällen und Krankheiten nicht gefeit.

Time-Life-Balance?! – Der optimale Zeitpunkt mit den optimalen Lebensbedingungen?! Nicht jedes Paar mit Kinderwunsch kann an dieser Stellschraube überhaupt drehen. Und Kinderwunsch ist ja auch nicht alles im Leben. Aber wenn Sie überlegen, und wenn Sie die Wahl haben, dann schieben Sie Ihren Kinderwunsch nicht gar zu weit nach hinten. Mit zunehmendem Alter lässt die Fruchtbarkeit insbesondere der Frau nach. Frauen zwischen 20 und 30 Jahren sind am fruchtbarsten, sie werden leichter schwanger als solche mit Ende 30 oder Anfang 40.

Rahmenbedingungen beachten! Vor einer Schwangerschaft gibt es einiges zu bedenken, z. B. was den Schutz des Ungeborenen vor Krankheiten, Medikamenten und Genussmitteln angeht. (Mehr dazu finden Sie im Kapitel 8 »Endlich doch noch schwanger«.)

Es ist sehr vorteilhaft, wenn ein Paar diese Thematiken im Vorfeld einer Familiengründung miteinander konstruktiv klären konnte.

Geplante Schwangerschaft?

Viele, die dieses Buch zur Hand nehmen, werden an dieser Stelle vielleicht müde lächeln: »Als ob man das alles so vorbereiten könnte..., schön wär's...!«

Es ist aber auch wirklich widersinnig. Fast alle wissen: Prinzipiell kann eine Frau im geschlechtsreifen Alter beim Geschlechtsverkehr schwanger werden. Logisch ist daher, dass irgendeine Art der Empfängnisregelung für diejenigen, die das vermeiden wollen, dringend angeraten ist. Umgekehrt geht die Rechnung aber nicht auf: Weggelassene Verhütung bei Kinderwunsch führt nicht automatisch zu einer Schwangerschaft. Dies verunsichert viele Paare und trifft sie eher unvorbereitet. Irritierende Fragen steigen auf: Wieso bleiben immer wieder erwünschte Schwangerschaften aus, obwohl keine Verhütungsmittel angewandt werden? Wieso muss man überhaupt verhüten, wenn Kinder zu bekommen auf der anderen Seite so schwierig ist? Haben nur wir ein Problem, oder ist Kinder zu bekommen tatsächlich so schwierig? Für manch andere anscheinend ganz und gar nicht...! Diese machen daraus meist auch keinen Hehl. Für andere hingegen zieht sich diese Phase wie Kaugummi, und kein Ende ist in Sicht. Oft lässt sich dieser Widerspruch gar nicht so leicht auflösen. Die Ursachen dafür sind vielfältig. Zuallererst möchte ich der Frage nachgehen, wie man der fruchtbaren Zeit des Körpers, also der günstigsten für die Empfängnis, auf die Spur kommen kann.

Fruchtbare Zeit

Damit ein Kind entstehen kann, braucht es die Eizelle der Frau und den Samen des Mannes. Ein entscheidender Parameter in Sachen Empfängnis ist die Lebensdauer der *weiblichen Eizelle.* Gerade einmal sechs bis vierundzwanzig Stunden lebt eine solche befruchtungsfähige Eizelle nach dem Eisprung in jedem (normalerweise 28-Tage-) Zyklus der Frau! Besteht also die Chance, schwanger zu werden aus einem Verhältnis von etwa 28:1? Dann wäre es ja in der Tat sehr schwierig, den richtigen Zeitpunkt zu finden. Glücklicherweise nicht!

Der zweite wichtige Faktor bei der Frage nach der fruchtbaren Zeit sind die *Samenzellen des Mannes.* Die Angaben zur Lebensdauer dieser Spermien sind je nach Literatur sehr unterschiedlich. Viele gehen bei gesunden Samenzellen von einer durchschnittlichen Lebensdauer von zwei bis drei Tagen im Körper der Frau aus, andere beschreiben drei bis fünf Tage; in seltenen Einzelfällen wurden sogar schon Befruchtungen bis zu acht Tagen nach dem Geschlechtsverkehr wissenschaftlich nachgewiesen! Andererseits kann die Überlebensdauer der Spermien bei schlechter Samenqualität aber auch deutlich kürzer sein. Die Potenz kann man dem männlichen Samen nicht ansehen. Klarheit über die Fruchtbarkeit von Seiten des Mannes gibt einzig und allein die fachkundige Untersuchung des Samenergusses. Doch dazu später mehr.

Entscheidende Grundlage der Befruchtung ist also das richtige Timing: Samenzellen müssen auf eine befruchtungsfähige Eizelle treffen. Bis zum Eisprung reift die weibliche Eizelle im Eierstock heran. Das Eibläschen, das sie beherbergt, wächst stetig, bis es in der Zyklusmitte etwa *um Tag 14 nach der Monatsblutung herum (einen regelmäßigen Zyklus vorausgesetzt) einer Raketentriebstufe gleich platzt. Die so freigesetzte Eizelle wird vom Eileiter aufgefangen.* Der Zeitpunkt des Eisprungs kann zum Beispiel auch einmal am Tag 11 oder Tag 17 sein, das variiert. Der Eisprung kann durch Stress beeinflusst werden, aber auch durch Allgemeinerkrankungen und Entzündungen. Die erste Zyklushälfte vom ersten Tag der Regelblutung bis zum Eisprung mag in ihrer Zeitdauer sehr stark schwanken. Die zweite Zyklushälfte vom Eisprung bis zur nächsten

Monatsblutung ist mit 14 Tagen normalerweise sehr konstant. Das Führen einer Temperaturkurve, evtl. mit Beobachtung des Schleims am Scheideneingang (sogenannte *Symptothermale Methode*[6]) kann helfen, die fruchtbaren Tage besser einzugrenzen. Es gibt auch Thermometercomputer[7], die auf die fruchtbaren Tage hinweisen.

! **Tipp:** Die Thermometercomputer verschiedener Firmen können preislich erheblich schwanken, dennoch aber den gleichen Zweck erfüllen. Der Preisunterschied, den ich bei einer Kurzrecherche gefunden habe, liegt im dreifachen Bereich, was die Anschaffungskosten für Neugeräte angeht!

Wenn man um die Zyklusmitte herum (zum Beispiel je nach Zykluslänge zwischen Tag 11 und Tag 18) alle zwei Tage Geschlechtsverkehr hat, so wird man den körperlichen Gegebenheiten, welche die Befruchtung fördern, am besten gerecht. Dies sollte aber auf der anderen Seite nicht zu Leistungsdruck führen.

Das Geschlecht des Kindes planen?!

Es stellt sich die Frage, ob es überhaupt gut ist, das Geschlecht des Kindes planen zu wollen. Immerhin sollte man froh und dankbar sein, wenn man überhaupt einem Kind das Leben schenken darf! Andererseits taucht diese Frage, ob man das Geschlecht eines Kindes im Vorhinein planen könne, derart hartnäckig immer wieder auf, dass ich mich entschieden habe, doch auf die Thematik einzugehen. An allererster Stelle gilt grundlegend das biblische Wort (Psalm 127,3): »Kinder sind ein Geschenk des Herrn.«[8] Viele kinderlose Paare würden sich über dieses Geschenk an sich ganz unbändig freuen, völlig unabhängig davon, welches Geschlecht dieses hat. Es tut uns wirklich gut, an dem Baby, das uns anvertraut ist, – egal welchen Geschlechts – Gefallen zu finden. Es kann äußerst fatal sein, den Stress des »Schwangerwerdens«, der für viele unbestritten da ist, nun auch noch mit Fragen des Geschlechts weiter zu schüren. Hinzu kommt: Welches Leid haben unzählige Kinder in ihren Familien durchlebt, weil sie als Mädchen hören mussten, dass auch sie nicht der lange ersehnte Junge waren (also so wie sie sind nicht richtig sind!). Dann haben sie sich oft danach ausgestreckt, sich wie ein Junge zu verhalten, um endlich ganze Annahme zu finden: haben sich beispielsweise männlich gekleidet, die Haare kurz getragen, lieber dem Vater draußen geholfen als der Mutter drinnen bei der Hausarbeit. Aber tragischerweise taten sie das alles meist ohne nachhaltigeren Erfolg, denn die von den Eltern ungeliebte Geschlechtsidentität wurden sie doch nicht los, ihre eigene Identität wurde aber empfindlich gestört. Keinesfalls geht das nur Mädchen so. Auch umgekehrt sitzen Jungen, die Mädchen sein sollten, ebenfalls zwischen allen Stühlen. Wenn sie sich als nicht stimmig oder nicht richtig empfinden, suchen Kinder naturgemäß das Problem zuerst bei sich selbst. Irgendetwas stimme mit ihnen nicht, vermuten sie. Und sie verbiegen sich, damit sie das schlechte Gefühl vielleicht doch noch loswerden. Gewiss gibt es Menschen, die gelernt haben, ihr Geschlecht mit Humor anzunehmen, auch wenn die Eltern es sich ausdrücklich anders gewünscht hatten. Doch an vielen anderen geht dies eben nicht spurlos vorüber – es ist ein verborgenes Leiden!

Es ist daher so ungemein wichtig und lebensbejahend, unsere Kinder in ihrem Sein ganz anzunehmen, selbstverständlich auch mit ihrem jeweiligen Geschlecht!

Nur wieso kommen solche Fragen denn überhaupt auf? Ist es ein reiner Mythos, dass das Geschlecht des Kindes beeinflussbar wäre? Dazu einige biologische Hintergrundinformationen: Bei der Zeugung entsteht der neue Mensch dadurch, dass der halbe weibliche und der halbe männliche Chromosomensatz zusammenkommen. X-Chromosomen definieren das weibliche Geschlecht, in jeder weiblichen Körperzelle sind zwei davon enthalten. Weibliche Eizellen enthalten demnach den halben menschlichen Chromosomensatz, also ein X. Die andere Hälfte der Erbinformation des zukünftigen Erdenbürgers liegt in den Samenzellen. Sie hingegen tragen *entweder* ein X-Chromosom (»weibliches Spermium«) *oder* ein Y-Chromosom (»männliches Spermium«). So komplettiert die Samenzelle, welche die Eizelle zuerst erreicht, die menschliche Erbinformation und damit definiert der Mann das Geschlecht des soeben gezeugten Kindes. Von der ersten Zelle an ist unsere Geschlechtsidentität festgelegt. Nun tragen Spermien mit Y-Chromosom ein Chromosomenärmchen weniger als X-Chromosom-Spermien. Daher können sie etwas schneller schwimmen, die anderen hingegen leben länger. Mitunter könnte so das Geschlecht des Kindes vom Zeitpunkt des Geschlechtsverkehrs abhängen: Zum Zeitpunkt des Eisprungs eher ein Junge, vor dem Eisprung eher ein Mädchen. Dies sind aber lediglich Gedankenspiele, denn die konkrete Praxis macht immer wieder deutlich, dass der Mensch eben nicht Herr aller Dinge ist. Und wenn man es übertreibt, dann klappt vielleicht auch gar nichts mehr...!

(Zur ethischen Brisanz angebotener Geschlechtstests im Rahmen vorgeburtlicher Diagnostik während der Frühschwangerschaft siehe Kapitel 8.)

Schlussendlich haben Forscher herausgefunden, dass es auch noch eine genetische Komponente bei der Zeugung des jeweiligen Geschlechts geben soll. Zumindest haben Forscher beobachtet, dass ein Mann, der viele Brüder hat, wohl eher Jungen zeugt, während einer mit vielen Schwestern mehr weibliche Nachkommen habe.[9]

Zusammengefasst: Man weiß es nicht. Die Einflüsse auf das Geschlecht unterliegen zu vielen Faktoren und zu guter Letzt sehen wir uns wieder auf das Geschenk Gottes verwiesen, das sich niemand einfach so sichern kann. Daher möchte ich es abschließend nochmals betonen: Kinder sind ein Geschenk, sie sollen und möchten voll und ganz angenommen werden!

Bedenkenswertes vor einer geplanten Schwangerschaft

Schutz vor Fehlbildungen und die Bedeutung der Einnahme von Folsäure

Einen umfassenden Schutz vor Fehlbildungen des Kindes gibt es leider nicht. Aber es gibt einzelne Möglichkeiten, die sich uns bieten. Um das Risiko zu verringern, dass das Kind mit einer Fehlbildung des Nervensystems, zum Beispiel *offener Rücken*, geboren wird, empfehlen Fachleute[10] heutzutage die regelmäßige Einnahme von Folsäure bereits etwa vier Wochen vor einer geplanten Schwangerschaft. Richtig eingenommen verhindert diese etwa 70 – 75 Prozent der Fehlbildungen des Nervensystems. Dieses bedeutsame Vitamin kommt zwar auch in der Nahrung vor, jedoch befinden wir uns in Deutschland in einem Folsäuremangelgebiet, sodass wir mit dem Essen nicht genügend davon aufnehmen. Aber auch Erkrankungen wie Diabetes oder spezielle Erbgutdefekte können das Risiko für Fehlbildungen erhöhen. Dies wird weiter unten noch näher ausgeführt.

! **Tipp:** Folsäure-Präparate sind frei verkäuflich in Apotheken erhältlich. Welche Menge im individuellen Fall eingenommen werden sollte, hängt zum Beispiel davon ab, ob in der Familie bereits früher Verwandte am *offenen Rücken* erkrankt waren. Lassen Sie sich daher von Ihrem Arzt oder Apotheker persönlich beraten!

Chronisch Kranke mit Kinderwunsch

Chronische Krankheiten werden in den meisten Fällen mit Medikamenten behandelt. Nicht alle Arzneimittel dürfen jedoch in einer Schwangerschaft überhaupt eingenommen werden. Manche sind nur in bestimmten Monaten (meist in den ersten drei Monaten nach der Empfängnis oder kurz vor der Geburt) untersagt, andere Präparate müssen sogar viele Monate vor einer geplanten Schwangerschaft abgesetzt werden, um das neue Leben nicht zu gefährden. Sonst kann es zum Beispiel zu Fehlgeburten oder Fehlbildungen kommen.

! **Tipp:** Frauen, die unter chronischen Krankheiten leiden, insbesondere solche, die regelmäßig Medikamente einnehmen, sollten eine Wunsch-Schwangerschaft in Rücksprache mit den zuständigen Fachärzten sorgfältig und rechtzeitig planen. Ansonsten sollten sie unbedingt auf eine möglichst sichere Empfängnisregelung achten.

Zuckerkrankheit

Besonders **Diabetikerinnen** sollten einen sehr gut eingestellten Zucker haben, und zwar bereits etwa ein halbes Jahr vor der geplanten Schwangerschaft. Viele, insbesondere Typ I-Diabetikerinnen, mögen einwenden, dass sie jede Menge Schulungen besucht haben, und dass ihr Zucker eh gut eingestellt sei. Problematisch ist jedoch, dass Grenzwerte, welche für die Mutter noch unbedenklich sind, bereits dem zunächst ja noch winzigen kleinen Leben schaden können. Um Fehlgeburten und schwere Missbildungen zu vermeiden, muss daher der Zucker bereits lange vor der Zeugung auf Grenzwerte, die in der Schwangerschaft gelten, umgestellt werden. So können auch mütterliche Risiken durch eine fachgerechte Betreuung minimal gehalten werden.[11]

! **Tipp:** Innerhalb der Schwangerschaft ist die regelmäßige Betreuung in einer Sprechstunde für Diabetes und Schwangerschaft optimal, die von mehreren Fachrichtungen (Frauenheilkunde, Innere Medizin, Ernährungsberatung ...) betreut wird. Viele Universitätskliniken bieten dies an. Niedergelassene Frauenärzte geben darüber Auskunft, wohin man sich wenden kann. Vor einer geplanten Schwangerschaft ist bei bekannter Zuckerkrankheit der erste Ansprechpartner ein Diabetologe.

Es ist bedeutsam zu unterscheiden, ob eine klinisch auffällige Zuckerkrankheit in der Schwangerschaft schon vorher bekannt ist, oder ob es sich um einen in der Schwangerschaft neu auftretenden Schwangerschaftszucker (Gestationsdiabetes) handelt. Letztere Gruppe beziffert Dr. Fischer aus München mit 90 Prozent, mit einem Schwangerschaftszucker muss demnach in 3–5 Prozent aller Schwangerschaften gerechnet werden.[12] Diese hohen Zahlen begründen sich in der Tatsache, dass sich die Stoffwechsellage im Laufe einer Schwangerschaft generell zu Ungunsten des Zuckerstoffwechsels verschiebt. Dies bedeutet: Je weiter eine Schwangerschaft fortgeschritten ist, umso wahrscheinlicher tritt ein Gestationsdiabetes auf. Ein Gestationsdiabetes in einer vorausgegangenen Schwangerschaft bedeutet für die Folgeschwangerschaft ein Wiederholungsrisiko von 60 Prozent![13] Nach zehn Jahren müssen etwa 50 Prozent der Frauen, die einen Gestationsdiabetes entwickelt haben, mit einer dauerhaften Zuckerkrankheit rechnen. Dieser Wert erhöht sich nach 20 Jahren sogar auf 75 Prozent.[14]

Ursache für die steigenden Zahlen von Gestationsdiabetes ist unter anderem die Erkenntnis, dass bereits kurzfristige Zuckerspitzen dem Baby empfindlich schaden können. Daher wurden in den letzten Jahren die Grenzwerte enger gefasst, was dazu führt, dass die Zahl der betroffenen Schwangeren zwangsläufig steigt.

Erbgutdefekte

Gibt es in der Familie Erbkrankheiten, sind Gendefekte bei früheren Schwangerschaften aufgetreten oder Mann und Frau sehr eng miteinander verwandt (z.B. Cousins ersten Grades), so kann eine humangenetische Beratung vor einer Schwangerschaft angeraten sein. Dabei klären Fachleute darüber auf, ob es Auffälligkeiten im Genmaterial gibt, und mit welcher Wahrscheinlichkeit mit einer Wiederholung gerechnet werden muss. Dies ist ein wesentlicher Unterschied zu sogenannten Spontanmutationen, bei denen eine Fehlbildung ganz zufällig entsteht – spontan, aus dem Augenblick heraus, weil vielleicht irgendetwas bei der Zellteilung nicht optimal funktioniert hat. Diese Art der Fehlbildung wird sich nur äußerst unwahrscheinlich wiederholen.

»Unser erster Sohn leidet an einer erblichen Stoffwechselkrankheit und ist dadurch schwerstbehindert. Es dauerte Jahre, bis wir eine eindeutige Diagnose bekamen. In dieser Zeit waren wir hin- und hergerissen, ob wir eine weitere Schwangerschaft wagen sollten. Nachdem die Krankheit endlich einen Namen hatte, konnten uns die Humangenetiker sagen, dass das Wiederholungsrisiko bei 25 Prozent liegt. Wir empfanden dies als recht hoch, wagten es dennoch aus den verschiedensten Gründen. Inzwischen haben wir einen munteren kleinen Buben von zwei Jahren und sind überglücklich, dass wir diesen Schritt gegangen sind.« – Udo (42)

»Als wir versuchten schwanger zu werden, sagte uns der Frauenarzt immer wieder, wir sollten uns ›nur‹ etwas Zeit nehmen, und es immer wieder versuchen, das würde schon. Mir wird heute noch anders, wenn ich darüber nachdenke. Irgendwann wurde meine Frau tatsächlich schwanger, hatte aber dann zwei Fehlgeburten. Nach der zweiten Fehlgeburt ließen wir eine genetische Untersuchung machen. Dabei kam heraus, dass bei mir ein Gendefekt vorliegt, der wohl die Fehlgeburten ausgelöst hat. Man sagte uns, dass die Wahrscheinlichkeit der Weitergabe bei 50 Prozent liegen würde. Unser Kinderwunsch war jedoch so groß, dass wir es weiter versuchten. So bekamen wir zwei Mädchen. Die eine hat den Gendefekt aber keine Symptomatik, die andere hat ein unauffälliges Erbgut. Mein Bruder ist auch Träger dieses Defekts, er hat sich sterilisieren lassen, weil seine Frau unter ihren Fehlgeburten sehr gelitten hat. Sie haben nun ein Kind in ihre Familie aufgenommen.« – Hans-Joachim (46)

»Mit 32 Jahren erfuhr ich, dass ich an einem neurologischen Gendefekt leide. Kinderwunsch war bis dahin für mich noch gar kein aktuelles Thema gewesen. Zunächst sagte mir ein Arzt, dass ich nur schwerstbehinderte Kinder zur Welt bringen könne. Ich war am Boden zerstört und wollte schon alle Hoffnungen auf eigene Kinder begraben. In einer humangenetischen Beratung wurde diese Aussage jedoch relativiert: De facto konnte man vorab in meinem Fall gar nicht sagen, ob und wie stark ein Kind geschädigt sein würde. Sechs Jahre versuchten wir schwanger zu werden – nichts geschah. In dieser Zeit wandte ich mich Gott vermehrt zu und legte meinen Kinderwunsch in seine Hände. Als ich schließlich doch noch schwanger wurde, erfüllte mich dies mit großer Dankbarkeit. Die Schwangerschaft selbst war ein Hoffen und Bangen. Unsere Tochter ist heute sieben Jahre alt und geht zur Schule. Den Gendefekt hat sie geerbt, aber bislang zeigt er sich nur sehr moderat.« – Anna (45)

Rötelnschutz ist ein Muss!

Röteln sind für ungeborene Kinder im ersten Drittel der Schwangerschaft besonders gefährlich. In dieser Zeit kann es in bis zu 50 Prozent der Fälle zu Fehlbildungen[15] zum Beispiel des Herzens, des Auges und des Innenohrs kommen. Andere Quellen nennen Zahlen von 30[16]-90[17] Prozent. Das Ausmaß dieser Gefahr ist abhängig vom Infektionszeitpunkt und besteht nur dann, wenn die Schwangere zuvor nie die Röteln durchgemacht hat oder wenn sie nicht erfolgreich geimpft wurde. Es gibt etwa 5 Prozent sogenannte Impfversager, bei denen die verabreichte Impfstoffgabe keine Wirkung zeigt!

! **Tipp:** Im gebärfähigen Alter, möglichst nicht erst vor einer geplanten Schwangerschaft, sollte also unbedingt abgeklärt sein, dass ein effektiver Rötelnschutz besteht. Ist dies nicht der Fall, kann – möglichst im Abstand von drei Monaten – vor einer geplanten Schwangerschaft geimpft werden[18]. In der Schwangerschaft selbst ist die Impfung verboten, da es sich um einen abgeschwächten Lebendimpfstoff handelt, der dem Kind ebenfalls gefährlich werden könnte.

Schwangerschaftstest

Es gibt verschiedene Schwangerschaftstests. Gemeinhin denkt man dabei an Teststreifen aus der Apotheke oder dem Drogeriemarkt. Bevor ich auf diese näher eingehe, möchte ich zunächst den »natürlichen« Schwangerschaftstest vorstellen:

! **Tipp:** Ein günstiger Schwangerschaftsnachweis gelingt Frauen, die regelmäßig ihre Basaltemperatur messen. Dabei macht man es sich zunutze, dass bei Frauen nach dem Eisprung in der zweiten Zyklushälfte die Körpertemperatur um ca. 0,5°C ansteigt. Wird die Eizelle befruchtet, so bleibt die Regelblutung aus, die Temperatur ist über die normalen 14 Tage hinaus konstant erhöht, ein guter Hinweis auf eine Frühschwangerschaft. Achtung: Das Messen der Temperatur muss unbedingt morgens noch im Liegen vor dem Toilettengang und nach ausreichender Nachtruhe, möglichst immer zur gleichen Zeit erfolgen und über einen Zeitraum von Monaten beobachtet werden, um es richtig interpretieren zu können!

Basics zum Schwangerschaftstest: Nach der Einnistung der befruchteten Eizelle steigt das Hormon ß-HCG stetig bis zur 12. Schwangerschaftswoche (SSW) an und bildet dann ein Plateau, eine stabile Ebene. Ob eine Schwangerschaft sich altersgemäß normal entwickelt, zeigt sich daran, dass sich diese Hormonwerte etwa alle zwei Tage um den Faktor zweieinhalb erhöhen.[19]

Der gängige Schwangerschaftstest misst dieses Hormon ß-HCG (Humanes Chorion Gonadotropin = Schwangerschaftshormon) und wird normalerweise qualitativ im Urin nachgewiesen (vorhanden oder nicht vorhanden).

! **Tipp:** Am besten eignet sich dafür in der Frühschwangerschaft der Morgenurin, da die Konzentration des Hormons dann am höchsten ist. Der Urintest kann ab dem Zeitraum der erwarteten Regelblutung positiv sein, also etwa 14 Tage nach der erfolgten Befruchtung. Wird er zu früh angewandt, so mag er noch negativ ausfallen. Daher ist es meist vorteilhafter, den Schwangerschaftstest möglichst einige Tage *nach* dem Ausbleiben der Regelblutung anzuwenden und dann im Zweifelsfall einige Tage später – bei weiterhin ausbleibender Regelblutung – noch einmal zu wiederholen.

Wenn die Frage schwanger oder nicht in Ausnahmefällen sehr dringend geklärt werden muss, so kann eine Blutentnahme Klarheit bringen:

Bereits ab dem achten bis zehnten Tag nach der Empfängnis ist der quantitative Nachweis (konkrete Zahlenwerte) von ß-HCG im Blut der Mutter möglich.[20]

Vorsicht: Eine 100 Prozent sichere Aussage bietet der Schwangerschaftstest nicht, denn **alle sicheren Schwangerschaftszeichen gehen vom Kind aus** (zum Beispiel Ultraschall, der den Embryo zeigt, Kindsbewegungen, Herztöne des Kindes). Das Schwangerschaftshormon ß-HCG wird jedoch von Zellen des späteren Mutterkuchens gebildet und kann vorhanden sein, obwohl keine intakte, unversehrte Schwangerschaft vorliegt. Ausnahmen können hormonbildende gut- oder bösartige Tumore sein, aber auch Windmolen (eine Schwangerschaftsanlage ohne Embryo) oder eine gerade stattgefundene Fehlgeburt.

4. Wenn das Wunschkind auf sich warten lässt…

Alles noch im Normbereich?

Wenn das Wunschkind sich nicht einstellt, kommt bei vielen Paaren Stress auf – und die scheinbar alles entscheidende Frage: »Ist eigentlich noch alles im grünen Bereich?« Diese Frage könnte übersetzt lauten: *Wie schnell wird man eigentlich schwanger? Was ist normal?*

Die Fruchtbarkeit von Menschen ist sehr unterschiedlich. Generell gilt: Schwangerwerden ist ein komplexer Vorgang. Ohne Empfängnisregelung und bei regelmäßigem Geschlechtsverkehr an den fruchtbaren Tagen liegt die Chance dafür, dass ein neuer Mensch gezeugt wird, in jedem Monatszyklus durchschnittlich bei 30 Prozent. Entgegen aller Statistik gibt es Frauen, die jedes Mal direkt schwanger wurden, wenn sie mit ihrem Partner ihre Familienplanung aktiv in die Tat umsetzten. Wichtig ist aber: Das ist eher die Ausnahme von der Regel! Dies wird oft deshalb als so allgemeingültig hingestellt, weil selbstverständlich vor allem diejenigen Paare damit offen umgehen, die rasch schwanger wurden, während jene, die lange warten mussten, häufig zu diesem Tabuthema schweigen. So befindet sich die öffentliche Wahrnehmung zu der Frage, wie schnell frau eigentlich schwanger wird, in einer Schieflage. Fakt ist: Viele Paare warten mindestens drei Monate, abhängig vom Alter oft auch länger. Allein das Wissen um diese Gegebenheiten vermag den Stress ein wenig zu reduzieren. Denn es wäre ja umso mehr kontraproduktiv, wenn man schon nach den ersten erfolglosen Versuchen panisch reagieren und mutmaßen würde, etwas sei wohl nicht in Ordnung. Der Monatszyklus der Frau wird letztendlich über den Kopf gesteuert und kann deshalb völlig aus dem Lot geraten: Ein klassisch-tragisches Eigentor auf dem Weg zum Wunschkind, das der bewussten Steuerung leider nicht immer zugänglich ist. Veröffentlichungen sprechen sogar davon, dass ein Drittel aller Frauen über ein Jahr warten muss, bis sie schwanger werden.[21]

»Kinderwunsch hat bei uns nie direkt geklappt. Einmal, wir versuchten gerade seit vier Monaten schwanger zu werden, kam ein befreundetes Paar zu Besuch. Sie war hochschwanger. Er stellte sich hinter sie und umfing ihren Bauch mit seinen Armen. Leider hatte ich wenige Stunden zuvor meine Tage bekommen – ich war zutiefst verzweifelt und völlig mutlos. Dies besserte sich erst, als die schwangere Freundin mir bei einem Spaziergang beiläufig erzählte, dass sie selbst erst nach drei Monaten schwanger geworden war. Und dennoch konnte ich ihr gegenüber nicht zugeben, dass wir es auch schon so lang versuchten.« – Johanna (33)

»Als wir versuchten schwanger zu werden, rechnete ich mit der Temperaturmethode meine fruchtbaren Tage aus. Monat für Monat zog jedoch ins Land und nichts geschah. Meine Schwägerin hatte bereits Kinder, und auch andere bekamen ständig Kinder. Über die Geburt meiner Nichte konnte ich damals keine wirkliche Freude empfinden. Stattdessen wurde ich ungeduldig, sehr ungeduldig. Merkwürdig, dass sich dafür keiner in der Verwandtschaft interessierte. Du stehst ja immer da und hast nichts, dachte ich. Ein wenig mehr Sensibilität und Anteilnahme hätte ich mir schon gewünscht.« – Hilde (52)

Neulich widmete sich sogar ein gesamter Fortbildungskongress der Altersfrage. Schwanger mit 40 +/-? Unter der Fragestellung »Alles noch möglich – oder beraten wir zu spät?« machte die Reproduktionsmedizinerin Dr. Czeromin Folgendes deutlich: Zwischen 20 und 30 Jahren sind die fruchtbarsten Jahre einer Frau. Die wenigsten wissen, dass bereits ab 30 die Fruchtbarkeit langsam, mit Mitte 30 aber deutlich abnimmt. Schwanger mit 40 +/- ist demnach keine Selbstverständlichkeit.[22] Besonders in jungen Jahren werden Frauen also leichter schwanger als wenn sie schon Ende 30/Anfang 40 sind. Heutzutage verschieben viele aufgrund beruflicher Gegebenheiten ihren Kinderwunsch auf später, wie es bereits die zitierte Statistik in der Einleitung deutlich macht. Aber ähnlich wie beim Kinderwunsch an sich sind auch hier die Botschaften selektiv. Wenn eine Frau mit 47 noch schwanger wird, findet das große Beachtung. Wie viele es mit Ende 30 oder Anfang 40 versuchen und nicht mehr zum Wunschkind kommen, wird üblicherweise nicht öffentlich gemacht.

Manche Frauen sind auch der Meinung, ihre langjährige Pilleneinnahme sei Ursache dafür, dass sie nun nicht schwanger werden. Im Wesentlichen hängt dies davon ab, ob der Zyklus der Frau vor der Pilleneinnahme regelmäßig war und wie alt die betreffende Frau ist, wenn sie versucht, schwanger zu werden. Beobachtungen zeigen, dass Frauen, die vor der Pille einen regelmäßigen Zyklus hatten, diesen nach Absetzen des Präparates auch rasch wieder erlangen. Anwenderinnen, die jedoch schon zuvor Zyklusunregelmäßigkeiten hatten, womöglich die Pille sogar deshalb verordnet bekamen, müssen dagegen meist längere Zeit warten, bis der körpereigene Rhythmus wieder einsetzt. Von daher ist es ratsam, bei Kinderwunsch nicht mit der Erwartungshaltung zu starten, gleich beim ersten Versuch erfolgreich zu sein. Dass dies gar nicht so einfach ist, ist verständlich, denn Frauen erleben die Tatsache, nicht schwanger zu werden, ja unentwegt am eigenen Körper. Unbarmherzig setzt die Periodenblutung erneut ein, die erhoffte Schwangerschaft bleibt – sehr deutlich sichtbar – auch in diesem Monat aus. Frau ist von ihrem Körper enttäuscht und sieht buchstäblich rot.

Die Rolle der Psyche ...

Keine Sorge, es geht nicht um das Abschieben der körperlichen Schwierigkeiten auf die Psychoschiene, sondern vielmehr um ganz natürliche körperliche Vorgänge. Körper oder Psyche? Beides! Der hormonelle Regelkreis für die Periodenblutung wird im Kopf gesteuert. Es kann wirklich paradox werden: Hat die Frau die Hand am Puls, *Hoffentlich hat es wenigstens dieses eine Mal geklappt!*, so verkrampft sie sich innerlich immer mehr. Dadurch ist es zum Beispiel möglich, dass mit dem Warten auf das Wunschkind ein regelmäßiger 28-Tage-Zyklus mit jeder Periode länger wird: *30, 32, 34, 36, 38 Tage und kein Kind in Sicht! 40 Tage, aber nun bin ich doch wirklich schwanger, oder?*

Sich die optimale Denkweise durch Druck und Zwang zu verordnen, wird nicht funktionieren. Wenn es jedoch bewusst oder unbewusst gelingt, die Kontrolle innerlich zumindest ein wenig abzugeben und loszulassen, können sich die Chancen schlagartig bessern, wie das folgende Beispiel zeigt:

> *»Bevor wir heirateten hatte ich einen regelmäßigen 28-Tage-Zyklus, nach dem man fast schon die Uhr stellen konnte. Dann versuchten wir, schwanger zu werden. Mit jedem Zyklus, in dem es nicht klappte, verschob sich meine Regelblutung nach hinten. Am Ende waren es nach fünf Monaten bereits 40 Tage! Einer sehr heftigen Magen-Darm-Grippe verdanke ich mit, dass unser ältestes Kind gezeugt wurde. In der Zeit des vermeintlichen Eisprungs hatte ich sehr hohes Fieber und Brechdurchfall gleichzeitig. An Sex war nicht im Entferntesten zu denken. So hakte ich das Thema innerlich ab und verschob weitere ›Bemühungen‹ schweren Herzens auf den nächsten Monat. Nach einer Woche hatte ich mich erholt und wir schliefen wieder miteinander, ganz ungezwungen – an Tag 40 war der Schwangerschaftstest positiv! Gott sei Dank!«* – Nicole (34)

> *»Ein Spruch, bei dem man schreien könnte: Du musst nur nicht mehr daran denken, dann klappt es!«* – Birgit (49)

Häufige Ursachen des unerfüllten Kinderwunsches

Bevor die Ursachen unerfüllten Kinderwunsches näher beleuchtet werden, möchte ich wesentliche Begriffe kurz erläutern: Medizinisch gesehen bedeutet **Sterilität**, keine Kinder zeugen zu können, während **Infertilität** heißt, diese nicht austragen zu können. Bei der Sterilität unterscheidet man eine *primäre* Sterilität, das heißt eine Frau war noch nie schwanger und wird es auch nicht, trotz regelmäßigen ungeschützten Geschlechtsverkehrs zu den fruchtbaren Tagen (Zyklusmitte) innerhalb eines Jahres.

Sekundäre Sterilität bedeutet, dass die Frau früher schon einmal schwanger war (Geburt, Fehlgeburt, Schwangerschaftsabbruch), aber nun nicht mehr schwanger wird, trotz regelmäßigen ungeschützten Geschlechtsverkehrs zu den fruchtbaren Tagen innerhalb eines Jahres.

Die Gründe dafür sind zahlreich und nicht selten multifaktoriell; das bedeutet, dass sie vielfältige Ursachen haben und sowohl die Frau als auch den Mann betreffen können:

Gründe, die bei *ihm* liegen

Ursachen für die Unfruchtbarkeit beim Mann können unterteilt werden in Störungen der Samenbildung und Störungen des Samentransports:[23]

Samenbildung: Liegen Erbgutdefekte vor, kann die Samenbildung komplett fehlen. Eine unzureichende Samenbildung, Hauptgrund für die Kinderlosigkeit beim Mann, kann vielfältige Gründe haben. Es können unter anderem Stress, Alkohol, Nikotin, Medikamente, Strahlen oder Überwärmung des Hodens (Krampfader im Hoden, meist linksseitig; Sitzheizung; Sauna) sein. Auch häufiges Radfahren ohne Spezialsattel, der die Hoden schützt, kann das Spermiogramm verschlechtern. In seltenen Fällen ist die Samenbildung zum Beispiel durch eine Entzündung in der Kindheit komplett gestört. Wichtig zum Verständnis: Dabei ist der Geschlechtsverkehr an sich und auch der Samenerguss meist problemlos möglich. Dem Samen sieht man mit bloßem Auge nicht an, ob seine Qualität stimmt. Die Gründe dafür sind weitreichend.

Die Samenqualität hat in den letzten Jahrzehnten stetig abgenommen.[24] Inzwischen weist eine neue Studie darauf hin, dass der Lebensstil der Mutter in der Schwangerschaft, insbesondere das Rauchen, die spätere Samenqualität ihres Sohnes deutlich beeinflussen kann.[25]

Samentransport: Durch vorausgegangene Entzündungen, Unfälle oder Operationen können die Samenwege verklebt sein.

Allerdings nutzt die beste Samenqualität nichts, wenn der Geschlechtsverkehr nicht möglich ist. **Störungen der Gliedsteife** können den Geschlechtsverkehr unmöglich machen. Letztere werden auch als *Erektionsstörungen* bezeichnet und haben vielfältige Ursachen, wie zum Beispiel übermäßiger Alkoholkonsum und Medikamentennebenwirkungen, aber auch psychischer Stress und Versagensängste.

! **Tipp:** Es ist wichtig zu wissen, dass die Untersuchungsbefunde des Samenergusses (Spermiogramm) natürlichen Schwankungen unterworfen sind! Zur Diagnostik sollte daher nie nur ein Spermiogramm zugrunde gelegt werden. Im Zweifelsfall kann man auch ein aufbereitetes Spermiogramm erstellen lassen. Dabei werden die schnellsten und besten Spermien ausfindig gemacht. Dies bieten zum Beispiel Praxen für Kinderwunschbehandlungen an.

Gründe, die bei *ihr* liegen

Unter den körperlichen Gründen für die Unfruchtbarkeit der Frau finden sich an erster Stelle Verklebungen der Eileiter und Störungen im Regelzyklus. Aber auch zahlreiche andere Ursachen kommen vor. Sie betreffen zum Beispiel den Hormonhaushalt. (Übrigens auch der Schilddrüse und der Hirnanhangsdrüse. Dort wird das Hormon Prolaktin gebildet, das für die Milchbildung zuständig ist und das den Eisprung hemmen kann.) Darüber hinaus können angeborene Veränderungen der Geschlechtsorgane, vorausgegangene (nicht nur) gynäkologische Erkrankungen, zum Beispiel Unterleibsentzündungen, Bauchfellentzündungen, Blinddarmentzündungen, Operationen oder Eileiterschwangerschaften ursächlich sein. Je nach Verursachung gestaltet sich auch die Therapie: Bei Störungen im Bereich des Eileiters kommt gegebenenfalls eine künstliche Befruchtung in Frage, bei Hormonstörungen kann man den Eisprung bisweilen hormonell auslösen.

Geteiltes Leid ist halbes Leid

Man sollte nie aus dem Blick verlieren, dass Mann *und* Frau betroffen sein können, und so zur Unfruchtbarkeit beitragen. In immerhin 40 Prozent der Fälle liegen die Ursachen für den unerfüllten Kinderwunsch bei beiden Geschlechtern! Die entsprechende Untersuchung beider Partner ist somit unentbehrlich. Wenn andererseits bei beiden kein ersichtlicher Grund gefunden wurde, können die Partner auch nicht erleichtert aufatmen. Denn schlussendlich bleibt so alles rätselhaft und unklar. Dies stellt eine schmerzhafte Belastungsprobe dar und betrifft immerhin etwa 10 Prozent der Paare mit unerfülltem Kinderwunsch. Es ist eine schwer auszuhaltende »Normalität«. Eine Frau drückt es so aus:

> *»Wir haben ganze 17 Jahre auf ein Kind gewartet. Schwanger wurde ich nie. Das Frustrierendste aber war, dass sie keinen Grund gefunden haben – weder bei mir noch bei meinem Mann. Sonst hätten wir uns leichter damit abfinden können, aber so blieb immer noch ein Funke Hoffnung.«* – Birgit (49)

! **Tipp:** Eine gute und umfassende Diagnostik der Unfruchtbarkeit ist bei Mann und Frau von besonderer Bedeutung, um die Chancen des Kinderwunsches gut abschätzen und sinnvolle von unsinnigen Therapieansätzen unterscheiden zu können.

Paarbeziehung & Kinderwunsch

Kennen Sie das? Man möchte ein Ziel erreichen, legt alle Energien hinein, und wenn es sich dann hinzieht, fällt es so schwer davon zu lassen. Man hat doch schon so viel investiert! – Wenn sie ganz ehrlich mit sich sind, landen die meisten Paare mit unerfülltem Kinderwunsch nach einiger Zeit in dem Spannungsfeld Nimmt unser Kinderwunsch überhand? und *Haben wir unsere Paarbeziehung noch im Blick?*. Wenn der Kinderwunsch stark ist und sich dennoch über Jahre der erhoffte Nachwuchs nicht einstellt, dann kann tatsächlich der gesamte Lebensfokus eines oder beider Partner auf diesem Thema liegen. Alles andere tritt zunächst unmerklich, irgendwann jedoch unübersehbar in den Hintergrund. Dies ist einerseits nachvollziehbar, kann jedoch eine Partnerschaft oder auch andere Beziehungen und Freundschaften nachhaltig auf die Probe stellen.

»Früher hatten wir oft Besuch, Spieleabende waren häufig, und wir besuchten auch gern Freunde. Mit der Zeit nahm all dies immer mehr ab. Je länger wir versuchten, schwanger zu werden, desto mehr zogen wir uns zurück. Im Nachhinein sind wir doch noch Eltern geworden. Aber wir sind immer noch viel für uns allein, an alte Zeiten haben wir mit unseren Freunden noch nicht wieder anknüpfen können.« – Tom (43)

»Seit wir versuchten, Kinder zu bekommen, veränderten sich meine Hobbys und auch Freundschaften. Erst nahm ich es gar nicht so bewusst wahr. Zunächst mied ich Treffen mit Freundinnen, die ihre Babys mitbrachten oder auch nur ständig davon erzählten. Häufiger ließ ich Termine ausfallen, weil ja gerade meine fruchtbaren Tage waren, und wir an den Abenden ›anderes‹ vorhatten. So verpasste ich mehrfach den Anschluss an die Gruppe. Irgendwann habe ich es dann gar nicht mehr versucht.« – Sibylle (53)

Was verbirgt sich hinter dem Kinderwunsch?

Ich würde jedem Menschen mit Kinderwunsch raten, einmal seine Motivation ehrlich und ungeschminkt unter die Lupe zu nehmen. Manche Motive liegen ganz offensichtlich obenauf. Andere Gründe mögen viel verborgener sein. Nicht alle Gründe sind unserem Bewusstsein direkt zugänglich. Leider liegen dem Kinderwunsch nicht immer gesunde Antriebe zugrunde. Wenn sich jemand zum Beispiel Kinder wünscht, um seine Ehe zu stabilisieren oder nicht mehr im erlernten Beruf arbeiten zu müssen, würde er das Kind instrumentalisieren und seine Elternschaft auf eine denkbar schlechte Basis stellen.

»Als ich mein Studium beendet hatte, wollte ich nur eines: rasch heiraten und Kinder bekommen. Meine damalige Freundschaft zerbrach jedoch. Nun war ich wieder Single, und Kinder rückten in weite Ferne. So musste ich mich zwangsläufig von die-

sen Wünschen verabschieden und voll in den Beruf einsteigen. Erst später habe ich verstanden, wie sehr meine Angst vor der Verantwortung im Beruf mich dahin getrieben hatte, quasi als ›Abkürzung‹ direkt ein Leben als Hausfrau und Mutter anzustreben.« – Johanna (39)

»Durch Schwierigkeiten in meiner Herkunftsfamilie kam ich schon mit fünf Jahren zu Pflegeeltern. Diese Zeit war nicht einfach. Das Gefühl, irgendwo wirklich zu Hause zu sein, fehlt mir. Vielleicht schaffe ich mir mit dem Wunsch nach Kindern, wenn sie denn dann mal da sind, mein Zuhause, *wie ich es mir immer gewünscht habe. Aber das sind wahrscheinlich auch nicht die besten Voraussetzungen, Kinder zu haben. Irgendwie ist das alles kompliziert.«* – Ramona (28)

Dies sind nur einige Beispiele. Unzählige offensichtliche und manchmal aber auch außerordentlich gut versteckte Gründe können sich hinter dem Wunsch nach Kindern verbergen:

Ursachen für Kinderwunsch

- Wunsch nach einer eigenen Familie
- Sich mit Kindern ein Zuhause schaffen wollen, das man selbst nie hatte
- Etwas Bleibendes in dieser Welt hinterlassen
- Fruchtbarkeit zum Ausdruck bringen
- Rückzug/Ausweichmanöver bei beruflichen Belastungen
- Leistungsdruck, beweisen wollen: Sicher kann ich auch Kinder bekommen
- Den Eltern/Schwiegereltern die Enkel nicht verweigern wollen
- Ein gesundes Geschwisterchen für ein krankes Kind bekommen wollen (bis hin zur Therapiemöglichkeit für das kranke Kind)
- Eine »richtige Frau«, ein »richtiger Mann« sein wollen
- Gottes Aufruf zur Fruchtbarkeit folgen
- Leben schenken
- Ein Kind im Bauch spüren und gebären wollen

- Im Alter nicht allein sein
- Den Familienstammbaum/Familiennamen nicht auslaufen lassen
- Ein Kind aufwachsen sehen
- Es gegenüber dem eigenen Kind besser machen wollen als die eigenen Eltern
- Rettungsanker für eine zerrüttete Ehe
- Der Liebe zum Partner Gestalt geben
- Idealvorstellungen: Mit einem Kind wäre alles besser
- Der Wunsch, nicht zu kurz zu kommen. Andere bekommen schließlich auch Kinder – warum ich nicht ...?
- Möglichst viel vom Leben mitnehmen wollen, alle Möglichkeiten ausschöpfen
- Weil der Partner es sich so dringend wünscht
- Das Kind soll die eigenen Träume ausleben
- Nachwuchs fürs Familienunternehmen

Wenn das Warten unerträglich wird – Auswirkungen des unerfüllten Kinderwunsches

»Der Kinderwunsch wurde immer intensiver und spielte in alle Lebensbereiche hinein: Sollte ich arbeiten gehen oder lieber zu Hause bleiben, um Stress zu vermeiden? Ernährte ich mich gesund genug? Wie konnte ich meine persönlichen Termine am günstigsten setzen?« – Marina (39)

»Schon als zehnjähriges Kind hatte ich ein festes Lebenskonzept: Ich würde eine Familie haben, das Leben weitergeben, Großmutter werden. Darauf lebte ich hin. Bis auf einmal klar wurde: So geht das nicht – du bekommst keine leiblichen Kinder. Das warf mein ganzes Leben um. Ich konnte damit nichts anfangen und hatte Angst. Als Frau fühlte ich mich mies, so unerfüllt, nicht ganz richtig, nicht vollständig: Da fehlte etwas.« – Hilde (52)

Haben Sie schon einmal an einem Lotteriespiel mit Zahlenlosen teilgenommen? Mit den Losen in der Hand steht man da, hofft und bangt, dass die eigene Nummer dabei ist. Der erste Preis wird gezogen, viele ziehen hörbar die Luft ein – ein einzelner Jubelschrei – alle anderen sinken zusammen. Sie studieren etwas ernüchtert nochmals die eigenen Zahlen, um vorbereitet zu sein – und weiter geht es. Für einige wenige löst sich die Spannung schnell, andere stehen sich fast die Beine in den Bauch, ein Preis nach dem anderen verschwindet – am Ende sind sie noch dabei. Werden sie einen der letzten Preise gewinnen? Wieder andere standen vergeblich da, ihre Nummern wurden nie gezogen. Allen gemeinsam ist jedoch, dass man nie weiß, wie lange man warten muss – und ob es erfolgreich sein wird. Alles in allem eine herausfordernde, nervenzehrende Angelegenheit.

Auch mit dem unerfüllten Kinderwunsch ergeht es jedem Betroffenen irgendwie anders – noch spannender wird es im Zusammenspiel der beiden Partner. Wie meistern zwei mehr oder weniger gestresste Individuen noch dazu mit ganz eigener Vorgeschichte diese Herausforderung? Einige werden depressiv, andere gehen scheinbar unbelastet weiter. Manche Paare schweißt dies erst recht zusammen, andere verlieren sich in Grabenkämpfen, können ihre Prioritäten nicht klären: Wer von beiden trauert denn nun am meisten? Und wo gibt es Grenzen? Wann hören wir mit all den Versuchen auf? Selbstverständlich durchleben nicht alle Paare die Extreme dessen, was ich hier beschreibe. Oft sind es Mosaiksteinchen, die bewusst oder unbewusst im Leben der Partner an ganz unterschiedlichen Stellen auftauchen. Schaut man näher hin, ergeben sie manchmal ein Bild, das dabei hilft, die eigenen Standorte zu bestimmen. Der Schmerz über den unerfüllten Kinderwunsch kann mitunter riesengroß werden und in den sozialen Rückzug führen. Bloß keine Fragen dazu beantworten müssen, tiefe Traurigkeit allein durchleben, um nur ja nicht aufzufallen! Identitätskrise und Gefühle des Versagens kommen unbarmherzig an die Oberfläche: *Warum nur kann ich kein neues Leben zeugen? Kein neues Leben empfangen? Bin ich denn überhaupt eine richtige Frau? Ein richtiger Mann?* Ganz sicher sind Sie das! Ihre Fähigkeit, Eltern zu werden, ist kein Barometer für die persönliche Identität und Leistungsfähigkeit!

Neid und Eifersucht können sich in solch existenziellen Herausforderungen jedoch leicht den Weg in den Alltag bahnen. *Warum ich? Und wieso geht es anderen so anders? Wieso werden so viele Kinder verwahrlost oder abgetrieben – aber uns wird kein einziges gegönnt?*

»Als wir heirateten, wünschten wir uns drei Kinder. Nach sechs Jahren war noch nicht mal eines unterwegs. Wir ließen uns untersuchen, aber es wurde kein Grund dafür gefunden. Ich habe in dieser Zeit oft Kinder von erkrankten Müttern betreut, doch es blieb bei mir eine Traurigkeit und Niedergeschlagenheit. Das sah mein Mann, und er sagte: ›Wir glauben doch beide, dass Gott unser Leben lenkt, dann lass uns auch unsere Kinderlosigkeit aus seiner Hand nehmen. Geh wieder in deinen Beruf, damit du ausgelastet bist.‹ Das habe ich getan und bin dann mit der Zeit sehr ausgeglichen geworden. Heute sind wir 79 Jahre alt und blicken dankbar auf unser Leben zurück.«– Sigrid (79)

»Ich dachte immer, mein Glaube sei unerschütterlich, und plötzlich kommt man sich wie Hiob (Anm. d. Autorin: Hiob aus dem gleichnamigen Buch im Alten Testament) vor.« – Johanna (33)

»Ein erfülltes Leben trotz unerfülltem Kinderwunsch zu führen war nicht einfach – und gelang nicht täglich. Da wir einen großen Freundeskreis haben, wird mein Mann oft gebeten, Trauungen oder Kindstaufen in deren jeweiligen Gemeinden abzuhalten. Ich begleite ihn meist, da wir in der Regel auch zu der anschließenden Feier eingeladen sind. Während der Trauzeremonie spricht mein Mann die Worte (in etwa): ›Gott sprach: … seid fruchtbar und mehret euch …‹ Und ich saß da und haderte mit Gott, klagte verzweifelt an und dachte, dass Gott mich doch da in seinem Auftrag vergessen zu haben scheint.« – Petra (37)

»Mit der biologischen Uhr im Nacken nahm mit jedem Monat, in dem ich nicht schwanger wurde, die Traurigkeit zu. Warum

wollte Gott gerade uns, die wir uns so sehr ein Kind wünschten, keines schenken?« – Christine (39)

Auch der Glaube kann so in die Krise geraten. Wenn Gott einen persönlich Wege gehen lässt, die nicht wirklich seinen Geboten zu entsprechen scheinen, ist das schwer auszuhalten, geschweige denn zu verstehen. Und es tut weh, wenn auch noch seltsame Kommentare hinzukommen. Andererseits ist es oftmals auch nicht gut, wenn Bemerkungen völlig fehlen, wenn so gar keine Reaktion kommt. Alle ziehen scheinbar so unbeschwert und vom Leben verwöhnt davon – und man selbst hat das Gefühl, mit jeder einsetzenden Monatsblutung würde wieder ein Zug in die falsche Richtung da-vonfahren. Doch man selbst schaut wie vom Abstellgleis hinterher.

Jeder leidet anders

Häufig leiden beide Partner auf irgendeine Art unter dem unerfüllten Kinderwunsch. Wie viel man davon nach außen hin wahrnimmt, hängt einerseits vom jeweiligen Menschen, seinem Persönlichkeitstyp und dem Umfeld ab, in dem dieser sich bewegt. Andererseits ist es auch wichtig zu bedenken, dass es in funktionierenden Beziehungen häufig nur ein »schwaches Glied« zur gleichen Zeit gibt. Trauert die Frau sehr stark, so gestehen sich viele Männer es nicht zu, nun ebenfalls in Trauer zu versinken und funktionieren deshalb weiter. Mitunter führt dies jedoch dazu, dass sich die Frau unverstanden fühlt und meint, der Mann würde gar nicht trauern. Betroffene Männer beschreiben das anders:

»Sicher war ich auch traurig, als endgültig feststand, dass wir keine eigenen Kinder haben werden. Aber Barbara war so tieftraurig, dass ich dachte, alles bricht zusammen, wenn ich meinen Gefühlen nun auch nachgebe. Immerhin musste ich Tag für Tag weiter im Berufsalltag sehr aktiv sein. Einen richtigen Raum für meine Trauer gab es eigentlich nicht. Am allermeisten aber hat es mich betroffen gemacht, dass ich meiner Frau diesen sehnlichsten Wunsch nicht erfüllen konnte.« – Ulf (45)

Für Männer kann dies zutiefst ein Gefühl der Hilflosigkeit auslösen: Nach dem Samenerguss müssen sie das weitere Geschehen komplett loslassen und die Kontrolle darüber abgeben.

Frauen erleben das »Wieder-nicht-schwanger-sein« empfindlich nah und unausweichlich am eigenen Körper, wenn die Regel Monat für Monat alle Hoffnungen auf das Wunschkind wieder einmal geradezu hinwegschwemmt. Dies ist für viele Frauen eine sehr sensible Zeit. Es ist normal, wenn sie dann Kinderwagen und schwangere Frauen in ihrer Nähe mitunter kaum ertragen können! Wichtig ist, barmherzig mit sich selbst umzugehen, die eigenen Grenzen zu respektieren und auch praktisch umzusetzen. Manchmal kann eine bewusste Auszeit weiterhelfen. Es kommen auch wieder Tage, an denen man diese Situation besser aushalten kann.

Einige Frauen berichten, dass sie den Wunsch nach einem Kind so drängend empfinden, dass dieser fast schon zu einem körperlichen Verlangen wird.

> *»Ich habe mir schon immer Kinder gewünscht. Lange Zeit musste ich darauf warten. Erst sehr spät habe ich meinen Mann kennengelernt. Ich kann mich gut an Lebensphasen, auch als Single, erinnern, wo der Schmerz über meine Kinderlosigkeit abgrundtief und fast körperlich spürbar war.«* – Martina (48)

> *»Als ich während meines Studiums lange Zeit alleinstehend war, sehnte ich mich nach einem Partner, mit dem ich mein Leben planen und Kinder bekommen wollte. So in der Warteschleife zu sein, war schon schwer auszuhalten. Und ich wusste ja damals auch noch nicht, dass ich einmal heiraten würde. Aber das Unangenehmste und Schmerzhafteste war für mich der Gedanke, vielleicht niemals Kinder zu haben.«* – Deborah (35)

Sexualität als Mittel zum Zweck?

Die schönste »Nebensache der Welt« als Pflichtaufgabe? Im Vorfeld wollen die allerwenigsten etwas davon hören. Wenn Paare jedoch lange auf ein Kind warten müssen, steht bei vielen irgendwann doch »Sex nach Plan« auf dem Programm: »In der Zyklusmitte, etwa ab Tag 11 alle zwei Tage Geschlechtsverkehr haben, bis etwa Tag 17, um die Chancen aufs Wunschkind optimal zu nutzen …« Das ist an sich erst einmal nicht verwunderlich und wissenschaftlich sogar in vielen Fällen nachvollziehbar. Immerhin möchte man ja alles tun, um den lang ersehnten Kinderwunsch doch noch zu befriedigen. Manchmal scheint es allerdings, als kreise nahezu alles in Gedanken um das so dringlich ersehnte Baby.

Die Gefahr liegt darin, dass Sex langsam aber sicher instrumentalisiert wird: Das Liebesspiel gerät zum Mittel zum Zweck. Das geschieht nicht von heute auf morgen. Die Veränderung kommt meist schleichend – doch plötzlich ist sie da. Aber Fakt ist: Niemand kann immer. Und niemand hat *immer* Lust. Manche können und mögen mehr, andere weniger. Doch nun soll gerade das alles auf Knopfdruck zeugungsgerecht optimal funktionieren? Das Ergebnis ist meist sehr enttäuschend: *Rien ne va plus* – nichts geht mehr zum Beispiel beim Mann. Obwohl es sonst doch immer klappte.

»Wenn meine Frau mir signalisierte, dass sie ihre fruchtbaren Tage habe, stand Sex häufiger auf dem Programm. Manchmal waren diese Tage einfach nur furchtbar. Richtig Lust auf Sex hatten wir beide nicht. Aber der Anspruch war, dass es klappen musste. Schließlich versuchten wir es ja schon so lange. Ob ich wollte oder konnte war zweitrangig. Manchmal wurde dann mein Glied gar nicht richtig steif und wir übten lange – oder der Samenerguss blieb aus. So was Unangenehmes hatte ich früher nie erlebt.« – Paul (44)

»Sex nach Plan – ist besser als gar kein Sex und besser als sein Ruf. Sex nach Plan hat seine unbedingten Vorteile in Beziehungen, in denen er *einen stressigen Job hat und* sie *abends wegen Job, Gemeindeaktivitäten etc. nur noch mit einem Gedanken auf die Couch sinkt: ›Lasst mich* alle *in Ruhe!‹«* – Petra (38)

»Während der fruchtbaren Phase muss ich sehr flexibel sein. Es ist oft eine Herausforderung, die beruflichen Anforderungen zu erfüllen und gleichzeitig den Freiraum für unser Zusammensein

zu schaffen. Manchmal kommen mehrtägige Dienstreisen ins Ausland dazwischen. Ohne Gottes Hilfe könnte ich diese Belastungen nicht meistern.« – Jörg (41)

Unlust bis Abscheu, Traurigkeit, Stress, offen ausgesprochene Vorwürfe oder eisiges Schweigen können dann das Miteinander bestimmen. Jede Menge Frustration liegt in der Luft – und die Erotik hat sich meist schon längst durch die Hintertür davongemacht – bei manchen auch dauerhaft über den Kinderwunsch hinaus.

»Unsere sexuellen Probleme fingen an, als ich nicht schwanger wurde. Unzählige Male haben wir es versucht, dabei wurde alles immer schematischer. Hauptsache er kam zum Samenerguss. Alles andere war egal, Spaß hatten wir ehrlich gesagt schon lange nicht mehr. Inzwischen sind wir doch noch Eltern geworden. Aber wenn wir zusammen schlafen, geht es fast immer schnell und es ist wenig abwechslungsreich. Ich glaube, wir haben noch einen langen Weg vor uns, um aus diesen alten Mustern herauszukommen und unsere sexuelle Begegnung wieder erfüllend für uns beide zu gestalten.« – Lisa (43)

»Als wir aufgehört hatten ›es (unbedingt) zur richtigen Zeit‹ zu versuchen, wurde Sex wieder schön und zur Zeit des Eisprungs hatte ich wieder Freude daran.« – Birgit (49)

Vielleicht können Sie all das gut nachvollziehen, vielleicht haben Sie auch das Gefühl, Sie lebten auf einem ganz anderen Planeten. Welche Wege aus diesen festgefahrenen Mustern heraus sind möglich?

! **Tipp:** Versuchen Sie, miteinander barmherzig zu sein, und sprechen Sie darüber, wie es Ihnen mit den »Terminen im Bett« geht. Seien Sie kreativ und gestalten Sie Ihre Sexualität – nicht immer nur Fast Food und Sex als Mittel zum Zweck, sonst kann es sein, dass Sie am Ende zwar ein Kind haben, aber keine Lust mehr auf Sex oder Ihre Ehe kriselt. Manchen Paaren hilft es, die Tageszeit oder den Ort zu variieren. Abwechslung bietet das Potenzial, die Erotik neu zu wecken. Gehen Sie jedoch langsam vor. Ändern Sie nicht von heute auf morgen das ganze

Setting. Auch das kann enorm stressen. Fokussieren Sie sich auf das eine: Lassen Sie sich Ihre ganz persönliche Intimität, Ihre Zeit zu zweit, nicht kaputt machen. Und seien Sie gelegentlich auch mal so frei, eine Pause einzulegen, wenn Ihnen alles zu viel wird.

»Da ich jedes Mal so enttäuscht über die ausbleibende Schwangerschaft war und sich unser Intimleben auch nach dem Terminplan richtete, haben mein Mann und ich entschieden, erst einmal Pause mit der Kinderwunsch-Behandlung zu machen.« – Johanna (33)

Mit dem Kinderwunsch allein in der Partnerschaft

»Als wir heirateten wünschten wir uns beide zwei bis vier Kinder. Mindestens zwei sollten es auf jeden Fall sein. Es dauerte stets einige Monate, bis ich schwanger wurde. Nach der Geburt unseres zweiten Kindes dachte ich daher schon intensiv darüber nach, wann wir ein drittes Kind bekommen könnten, da ich schon Mitte dreißig war. Es schockierte mich sehr, als mein Mann unsere Familienplanung schon wenige Monate nach der Geburt für beendet erklärte – wir wären an unserer Belastungsgrenze angekommen. Ich stand vor einer Frage der Prioritäten: Wollte ich das dritte Kind durchdrücken und riskieren, dass mein Mann auf kurz oder lang geht oder krank wird? Mir wurde schlagartig deutlich, dass man Kinderwunsch sehr wohl allein haben kann, Familienplanung aber immer zu zweit machen muss. So blieb es schweren Herzens bei unseren beiden Kindern. Der Trauerprozess dauerte für mich Jahre.« – Ruth (40)

»Ich komme aus einer kinderreichen Familie, habe noch fünf Geschwister und habe mir selbst auch immer viele Kinder gewünscht. Dann scheiterte meine Ehe, aus dieser Beziehung habe ich eine Tochter im Teenageralter. Kontakt zu ihrem Vater haben wir nicht mehr. Vor fünf Jahren lernte ich meinen jetzigen Mann kennen, der uns zwei heiratete. Es ist wirklich schön, nach den alleinerziehenden Jahren nun eine Familie zu

haben. Mit Ende dreißig höre ich jedoch die biologische Uhr schon sehr laut ticken, aber mein Mann möchte keine eigenen Kinder haben. Irgendwie fühle ich mich manchmal, als sei ich vom Regen in die Traufe gekommen – und hoffe immer noch, dass ein Wunder geschieht.« – Elena (38)

Das ist eine wirklich schwierige Situation. An sich ist es ja schon kompliziert genug, wenn *beide* sich ein Kind wünschen – und dann wird die Frau nicht schwanger. Es ist eine sehr leidvolle Erfahrung, sich durch die entgegengesetzte Haltung des Partners oder der Partnerin völlig schachmatt gesetzt wiederzufinden. War Ehe vorher ein Unternehmen, in dem beide in die gleiche Richtung blickten und gemeinsam vorwärts gingen, so scheint es nun, als stünde man Rücken an Rücken – jeder mit einem anderen Ziel vor Augen – Stillstand! Wenn beide Partner sehr gegensätzliche Positionen zum Kinderwunsch haben, ist es bedeutsam, nach Möglichkeit die Gesprächsbrücke nicht abreißen zu lassen. Unterstützen kann dabei das kleinste und preisgünstigste Eheseminar der Welt. Es ist das »Liebesspiel« von *Team. F – Neues Leben für Familien*, erhältlich über das Hauptbüro in Lüdenscheid oder über das Internet.[26]

Manche Menschen sind Sachtypen, sie gehen Dinge für sich durch und kommen zu einem Schluss, den sie dann eisern vertreten. Andere sind eher emotionale Typen und Sachargumenten kaum zugänglich. Und dann gibt es auch noch eine ganze Reihe »Mischtypen«. Wenn man sich nicht aufeinander zu bewegt, kann man über die Jahre auf verschiedenen Ebenen völlig aneinander vorbeireden.

!

Tipp: Eine Möglichkeit aus diesem Dilemma heraus, sich einer gemeinsamen Lösung zu nähern, ist eine Übung, die der Paartherapeut Dr. Hans Jellouschek in seinem Buch *Die Paartherapie*[27] beschreibt: **sich in die Schuhe des anderen stellen.** Jeder vertritt nun plötzlich die Argumente und Einwände des Partners – und überlegt: Welche hat dieser und wie würde er die darstellen? Nachher tauschen Sie sich aus. Haben Sie sich vom anderen richtig dargestellt gefühlt? Haben Sie etwas dazugelernt, was Ihnen beiden helfen könnte, mit den Spannungen besser umzugehen?

Sie können die Übung auch anders gestalten: Nehmen Sie sich einmal ungestört Zeit. Schalten Sie die Klingel und das Telefon aus. Nun nehmen sich beide Partner Zeit, ihre Gedanken zum Thema *Kinderwunsch* schriftlich festzuhalten. Sortieren Sie nach Vorteilen und Nachteilen, wenn Sie an ein aktives Vorgehen zur Erfüllung des Kinderwunsches denken. Wenn es Ihnen möglich ist, markieren Sie auch, was Sie für ein Sachargument halten, und was eher emotionaler Natur ist. Achtung: Bitte schauen Sie sich bewusst beide Seiten der Medaille an. Dann erst tauschen Sie sich aus, indem Sie nacheinander berichten, was Sie herausgefunden haben, und zwar ohne dass der Partner den Vortragenden unterbricht. Dann wechseln Sie. Am Ende steht wieder die Frage: Was haben Sie gelernt? Können Sie barmherziger miteinander sein, sich etwas aufeinander zubewegen? Wenn ja, was könnte das in Ihrem Fall konkret bedeuten? Ist es zum Beispiel denkbar, dass Sie eine Pause einlegen, Ihre Versuche, ein Kind zu bekommen, vorübergehend unterbrechen? Was wäre vielleicht einem Partner wichtig, bevor er sich auf weitere Versuche oder auf ein weiteres Kind einlassen kann? Wäre es wichtig, dass er glauben könnte, dass Sie ausreichend ausgeruht für einen weiteren kleinen Menschen wären? Oder dass Ihre Arbeitssituation/Prioritäten geklärt wären? Jede Situation ist ganz individuell. Es gibt keine Lösungen von der Stange. Seien Sie daher ermutigt, nach individuellen Wegen für Ihre Situation zu suchen. Und geben Sie nicht vorzeitig auf. So manche vorab als völlig ungangbar eingeschätzte Strecke mag sich am Ende doch noch als überwindbar herausstellen – meist ganz anders, als man vorab dachte.

> *»Als wir heirateten, wollte mein Mann kein Kind. Gespräche brachten keine Wende, so begann ich, meinen Wunsch stattdessen ins Gebet zu tragen. Nur durch Gottes Hilfe änderte er nach mehreren Jahren seine Meinung. Ich bin so dankbar und kann nun versöhnt damit leben, ob es ›klappt‹ oder nicht.«* – Tanja (36)

5. Die Zeit des aktiven Vorgehens

Wenn der ersehnte Kinderwunsch lange Zeit nicht erfüllt wird, fühlen sich manche Paare so, als seien sie in fremdem Terrain ohne Karte ausgesetzt worden. Was wird wohl hinter dem nächsten Berg kommen? Endlich ein Weg heraus aus der Wüste oder fast ewiges Weiterwandern auf unfruchtbarem Boden? *Sollen wir weiter auf eine natürliche Zeugung hoffen? Wird unsere Ehe kinderlos bleiben? Was ist unsere Berufung? Wo finden wir uns wieder? Sollen wir gar ein Kind adoptieren oder Pflegekinder aufnehmen? Kommt künstliche Befruchtung für uns generell infrage? Es gibt kinderlose Paare, die ausländische Kinder für die Zeit einer medizinischen Behandlung aufnehmen. Wäre das auch etwas für uns? Gelingt es uns, den dringenden und drängenden Wunsch nach einem Kind vor Gott auf offener Hand zu tragen? Uns nicht daran festzukrallen, sondern loszulassen, damit vielleicht auch etwas anderes, besseres hineingelegt werden kann? Kann ich die Rolle des Regisseurs für mein Leben loslassen, wenn das Drehbuch sich plötzlich und unerwartet so ganz anders entwickelt? Und schließlich: Wann ist aktives Vorgehen denn eigentlich angesagt? Starten wir damit zu früh oder sind wir schon längst überfällig?*

Diagnostik starten oder noch warten?

Immer wieder taucht die Frage auf, wann es sinnvoll ist, mit einer aktiven Diagnostik zu beginnen, wenn die erwünschte Schwangerschaft über längere Zeit ausbleibt.

Meine Empfehlung ist es, möglichst zweigleisig vorzugehen. Einerseits ist es wichtig, als Paar miteinander im Gespräch zu bleiben, die eigenen Motive zu beleuchten und über die jeweiligen persönlichen Vorstellungen, ethischen Werte und Randbedingungen in Sachen Kinderwunsch zu sprechen. Wenn für Sie der Glaube an Gott bedeutsam ist, dann nutzen Sie die

Gelegenheit, Ihre Lasten auch und gerade zu diesem Thema bei Gott abzuladen und Ihr Herz auszuschütten. So wie es die Bibel zum Beispiel von Hannah berichtet, einer kinderlosen Frau vor vielen tausend Jahren.[28] Sie können auch Gott gemeinsam um Weisheit bitten und nach Ihrer Berufung als Ehepaar fragen.

Auf der anderen Seite aber steht für mich auch ganz klar die medizinische Diagnostik. Diese sollte auf keinen Fall außer Acht gelassen werden. Denn erst wenn ich die Ursachen für Schwierigkeiten kenne, kann ich mich bewusst für oder gegen Schritte entscheiden. Und diese bedeuten ganz sicher nicht immer gleich eine Reagenzglas-Befruchtung. Immer wieder verleihen christliche Paare im persönlichen Beratungsgespräch ihrer Sorge Ausdruck, dass sie mit der Diagnostik gleich schon in der Fortpflanzungsmedizin-Schiene drin sind und dann keine andere Wahl mehr hätten, als diesen Weg zu gehen. Wenn Sie sich deshalb gar nicht erst untersuchen lassen, so nehmen Sie sich aber auf der anderen Seite viele unbedenkliche Möglichkeiten und engen sich selbst unnötigerweise ein. Daher möchte ich Paare ermutigen, bei dringendem Kinderwunsch etwa nach einem Jahr eine frauenärztliche Diagnostik und für den Mann eine urologische Diagnostik durchführen zu lassen. Im Falle eines auffälligen Befundes können Sie sich in einer Kinderwunschpraxis auch zunächst einmal nur beraten lassen. Danach kann man als Paar miteinander klären: *Wie schätzen wir nun unsere Chancen realistisch ein? Was wollen wir unternehmen, was nicht? Wie stehen wir zu möglichen vorgeschlagenen Verfahren? Haben wir ethische Bedenken oder wissen noch nicht genug über einzelne Methoden?* Über das christliche Beratungsstellennetzwerk des »Weißen Kreuzes« kann man bedeutsame Mehrinformationen zu Verfahren der künstlichen Befruchtung und ethischen Aspekten erhalten.[29]

Wissenswertes, Tipps & Tricks

Immer wieder finden Sie im Text eingestreut sogenannte »Tipps«. Selbstverständlich bieten diese keine Garantie auf »Erfolg«, andererseits können bestimme Kleinigkeiten in der persönlichen Lebenssituation hilfreich sein. Es ist schön, wenn andere einen an ihren Erfahrungen teilhaben lassen, und wenn man nicht jedes Mal das Rad neu erfinden muss. Zudem kann auch manchmal allein eine veränderte Sichtweise wieder ein Stück weiterhelfen:

- Zur Zeugung eines Kindes reicht ein einziges Spermium!!! Das heißt, dass selbst ein Mann, dessen Samenqualität sehr schlecht ist, zeugungsfähig sein kann. Die Wahrscheinlichkeit, dass es gelingt, ist allerdings recht gering. In einer Situation aber, in der aus gesundheitlichen Gründen zum Beispiel kein Kind gezeugt werden darf, muss auch selbstverständlich verhütet werden! Lassen Sie sich daher durch vermeintlich ungünstige Befunde nicht gleich völlig entmutigen.
- Das Messen der Basaltemperaturkurve kann den Eisprung eingrenzen. Unter optimalen Bedingungen leben Spermien zwei bis fünf Tage, in Ausnahmefällen bis zu sieben, acht Tage. Die befruchtungsfähige Eizelle lebt maximal 24 Stunden. Es kann hilfreich sein, am Tag des Eisprungs »gezielt« miteinander zu schlafen. Sollten Sie mithilfe der Basaltemperaturmessung versuchen, schwanger zu werden, informieren Sie sich bitte unbedingt, zu welcher Zeit und wie Sie die Temperatur messen sollten. (Es gibt spezielle Kurse dafür, die zum Beispiel in Familienbildungsstätten angeboten werden. Oder Sie nutzen Bücher[30] über »Natürliche Familienplanung« – NFP.) Seien Sie sich aber bewusst, dass diese Methode bei unregelmäßigem Zyklus oder Schichtdienst nicht einfach anzuwenden ist.
- Wenn der Penis für den Geschlechtsverkehr nie ausreichend fest wird, der Mann aber so einen Samenerguss haben kann, so können Sie das Sperma auch unmittelbar danach zum Beispiel mit einer kleinen Kunststoffspritze (selbstverständlich ohne Nadel!) aufziehen und in die Scheide der Frau hineingeben.
- Wenn die Frau nach dem Geschlechtsverkehr mit erhöhtem Becken einige Zeit liegen bleibt, läuft das Sperma noch nicht aus der Scheide heraus. Eventuell könnten die Spermien so

eine größere Chance haben, in den Gebärmutterhalskanal zu gelangen. (Bei normaler Samenqualität sollten Spermien nach einem Samenerguss in die Scheide den Gebärmutterhalskanal problemlos erreichen können.)

Wenn der Druck des Kinderwunsches wegfällt, ist schon so manches Paar doch noch Eltern geworden. (Andererseits, wie schon weiter oben beschrieben – kann man die Abwesenheit von Druck nicht zwangsweise herbeiführen ...)

Diagnostik – aber bitte für beide! Schritte bei Mann und Frau

Diagnostische Schritte bei der Frau

Nach ansteigendem Belastungsgrad!

- Erhebung der Krankengeschichte (Gynäkologische Erkrankungen, Zyklusstörungen, allg. Erkrankungen, Medikamente)
- Gynäkologische Untersuchung/Ultraschall
- Hormonbestimmungen (weibliche Hormone, aber auch Schilddrüse, Milchbildungshormon Prolaktin)

Mögliche invasive[31] Diagnostik:

- Ultraschall-Durchgängigkeitsprüfung der Eileiter mit Kontrastmittel (Hystero-Salpingo-Kontrastsonographie (Hy-Co-Sy))
- Gebärmutterspiegelung (Hysteroskopie)
- Bauchspiegelung mit Farb-Durchgängigkeitsprüfung der Eileiter (Vollnarkose erforderlich!)
- Bestimmung der Fruchtbarkeitsreserve (siehe Kapitel 9)

Diagnostische Schritte beim Mann

Nach ansteigendem Belastungsgrad!

- Krankengeschichte (allg. Erkrankungen, Medikamente, Alkoholgenuss, Nikotin)

- Urologische Untersuchung des Genitales (Penis, Hoden, Prostata), Spermiogramm (Untersuchung eines Samenergusses)
- Spermiogramm mit Aufbereitung (Aussage über die Schwimmfähigkeit der Samenzellen)
- Hormonbestimmung (zum Beispiel Testosteron)

Mögliche invasive[32] Diagnostik:

- Entnahme von Hodengewebe, eventuell daraus Verwendung von Samenzellen für eine künstliche Befruchtung

Grundsätzlich gilt, dass man bei der Diagnostik die schwerwiegenden Untersuchungen hinten anstellt und zunächst mit der einfachen Diagnostik bei beiden Partnern beginnt!

Diagnostik bei der Frau

Dazu gehört immer als erstes die **Anamnese** – die Krankengeschichte. Hier geht es um Fragen wie: Waren Sie schon einmal schwanger (Geburt, Fehlgeburt, Schwangerschaftsabbruch)? Haben Sie zwischenzeitlich verhütet, wenn ja wie und wie lange? Gibt es irgendwelche Allgemeinerkrankungen wie zum Beispiel Zuckerkrankheit oder Schilddrüsenerkrankungen? War die Monatsblutung immer regelmäßig? Wie lange versuchen Sie schon schwanger zu werden? Was haben Sie unternommen, um das Eintreten einer Schwangerschaft zu fördern (zum Beispiel das Führen einer Temperaturkurve, Bestimmung der fruchtbaren Tage mithilfe eines Zyklus-Computers …)? Wann haben Sie miteinander geschlafen? (Die fruchtbaren Tage liegen in etwa um den Zyklus-Tag 14 herum.) Gibt es Faktoren, die eine Schwangerschaft negativ beeinflussen? Die Reproduktionsmedizinerin Dr. Ute Czeromin sagte kürzlich dazu: »Rauchen ist extrem fruchtbarkeitsschädigend. Raucherinnen haben eine um 40 Prozent schlechtere Fruchtbarkeit als Nichtraucherinnen.«[33] Auch an-dere Fragen des persönlichen Lebensstils können eine Rolle spielen, wie zum Beispiel Alkohol und Drogenkonsum sowie Übergewicht.

Als nächstes folgt bei der Frau die **gynäkologische Tastuntersuchung**: Dabei wird auf die ordnungsgemäße Anlage der

Organe geachtet und überprüft, ob sich Hinweise auf körperliche Probleme ergeben. Ergänzt wird die Tastuntersuchung mithilfe eines **Ultraschalls** durch die Scheide. Das gibt dem Untersucher einen guten Überblick über die inneren Geschlechtsorgane.

So vorteilhaft der allgemeine Ultraschall in vielen Fällen ist, so kann er zu sehr kleinen Veränderungen in der Gebärmutter oder in den Eileitern, wie zum Beispiel Verwachsungen oder Verklebungen leider keine Aussage treffen. Zu diesen speziellen Fragestellungen können verschiedene weiterführende Untersuchungen eingesetzt werden:

Die Hystero-Salpingo-Kontrastsonographie (Hy-Co-Sy) überprüft durch Gabe eines Kontrastmittels mittels Ultraschall die Durchgängigkeit der Eileiter. Dazu wird mithilfe eines kleinen Plastikkatheters eine den Ultraschall reflektierende Flüssigkeit (sog. Echovist ®) in die Gebärmutterhöhle gespritzt.[34] Von dort aus sucht sich das Kontrastmittel normalerweise seinen Weg in beide Eileiter und schließlich in die freie Bauchhöhle. Bei einem eventuellen Stopp kann der Untersucher Hinweise darauf finden, wo das Problem liegt: zum Beispiel Verwachsungen in den Eileitern oder bindegewebige Stränge in der Gebärmutterhöhle. Ein Nachteil ist, dass die Sichtbedingungen durch Luftüberlagerungen aus den Därmen behindert sein können und die Untersuchung dann zum Teil in ihrer Aussagekraft gemindert ist.

Geben diese Untersuchungen keinen Aufschluss über die Ursache des unerfüllten Kinderwunsches, kann man das innere Genitale der Frau mithilfe einer **Bauchspiegelung** untersuchen. Dazu wird in Vollnarkose zunächst im Bauchnabel ein kleiner Schnitt angelegt, eine Sonde mit Gas eingeführt und der Bauchraum der Frau mit Luft aufgeblasen. Auf Höhe der Schamhaargrenze werden zwei bis drei kleine Arbeitskanäle angelegt, dort führt man weitere Instrumente ein, zum Beispiel eine Optik, mit der man auf einem Bildschirm den Bauchraum inspizieren kann und andere Arbeitsgeräte. Die Frau wird mit dem Kopf tief gelagert, dadurch rutscht der Darm in den Oberbauch und der Blick in das Becken und auf die Geschlechtsorgane wird frei. Eine zusätzliche Hysteroskopie (Gebärmutterspiegelung) kann Hindernisse innerhalb der Gebärmutterhöhle aufzeigen. Anschließend gibt man über eine Sonde am Gebärmutterhals eine Blaulösung in die Gebärmutterhöhle. Wenn die Eileiter durchgängig sind, kann man gut erkennen, wie die Blaulösung an den Enden der Eileiter (Fimbrientrichter) austritt. Gelegentlich gelingt diese **Farbdurchspülung der Eileiter** (sogenannte Chromopertubation) nicht auf Anhieb. Manchmal kann ein erneuter Versuch in der gleichen Operation jedoch noch eine Durchgängigkeit der Eileiter erreichen – und so manche Frau ist auch kurz nach dieser vornehmlich diagnostischen, manchmal aber auch therapeutischen Operation schwanger geworden. Eine Garantie dafür gibt es selbstverständlich nicht. Behandeln kann man im Rahmen dieses Verfahrens gut zugängliche Verwachsungen im Unterleib oder fehlplatzierte Gebärmutterschleimhaut (sogenannte Endometriose). Alles in allem also eine recht gute Methode, die aber invasiv[35] ist. Es ist eine Operation mit Vollnarkose, daher sollte in jedem Fall der Mann *vorher* vom Urologen untersucht worden sein.

Fragen zur Fruchtbarkeitsreserve der Eierstöcke werden in Kapitel 9 behandelt.

Diagnostik beim Mann

Neben der **allgemeinen Untersuchung** der Geschlechtsorgane des Mannes, der Erhebung der **Krankengeschichte** und der Frage nach der Einnahme von Medikamenten sowie der urologischen Untersuchung der Geschlechtsorgane steht vor allem das **Spermiogramm** im Vordergrund. Ein Spermiogramm ist die Untersuchung eines Samenergusses hinsichtlich der Anzahl der Spermien, Beweglichkeit und Form der Spermien, pH-Wert des Spermas und des Fructose-Gehalts. (Die Spermien brauchen Fructose – Fruchtzucker – als Energielieferant, damit sie schwimmen können.) Diesen Samen gewinnt der Mann durch Masturbation. Das kann entweder zu Hause (das Sperma muss allerdings innerhalb von 30 Minuten in der Praxis sein …) oder aber in der Arztpraxis in einem abgesonderten Raum geschehen. Lassen Sie sich nicht irritieren, wenn in vielen Praxen Männern zu diesem Vorhaben auch einschlägiges Bildmaterial angeboten wird. Immerhin ist es nicht für alle Männer so einfach, den Samen wunschgemäß und zeitgerecht »bereitzustellen«. Fokussieren Sie sich auf Ihre Frau und Ihr gemeinsames Wunschkind! Denn um nichts anderes geht es ja schlussendlich. Ein **aufbereitetes Spermiogramm** bedeutet, dass im Labor befruchtungsfähige von unbeweglichen Samenzellen und unerwünschten Stoffen sowie Bakterien getrennt werden, die den Befruchtungsvorgang stören könnten[36] (sog. Swim-up Präparation[37]). Dieses Verfahren wendet man auch für spezielle Methoden der künstlichen Befruchtung an (siehe auch Kapitel 6).

Invasive Methoden wie die **Entnahme von Hodengewebe** unter Narkose werden nur in den seltensten Fällen eingesetzt, wenn zum Beispiel im Samenerguss gar keine Spermien (mehr) nachweisbar sind. Dann prüft man, ob nicht dennoch einzelne Samenzellen aus dem Hodengewebe gewonnen werden können. Diese setzt man beim ICSI-Verfahren im Rahmen der künstlichen Befruchtung ein (siehe auch Kapitel 6 – dort wird ICSI näher erläutert).

Ein orientierendes Erstgespräch in der Kinderwunschpraxis?

Es kann hilfreich sein, in einer Fachpraxis einmal alle Befunde und alle bisher gemachten Erfahrungen zu bündeln und die Meinung von Experten zu hören, die täglich mit diesen Dingen zu tun haben. Dies muss keinesfalls gleich in eine entsprechend geplante Behandlung münden. Doch kann es helfen, Übersicht in dem Dickicht zu erhalten, Chancen und Risiken abzuwägen und damit besser einzuschätzen. Gelegentlich wird dadurch aber auch deutlich, dass bestimmte Wege für die Ratsuchenden nicht infrage kommen – oder auch dass die Kinderwunschpraxis definitiv nicht helfen kann (mehr zum Thema *Kinderwunschpraxis* im Kapitel 6 über Fortpflanzungsmedizin).

»Wir stellten dem Arzt in der Kinderwunschpraxis alle unsere Fragen und ließen uns versichern, dass man das Verfahren

unseren ethischen Vorstellungen anpassen, das heißt bestimmte Schritte weglassen oder ändern würde (zum Beispiel kein Einfrieren von befruchteten Eizellen). Wir waren aber immer noch längst nicht sicher, ob und was wir genau ›machen lassen‹ würden, beziehungsweise wollten auch bewusst noch etwas warten, und verabschiedeten uns damit, dass wir noch Bedenkzeit bräuchten.« – Esther (34) und Daniel (37)

Den Kinderwunsch auf offener Hand tragen

Die Erfüllung des eigenen Kinderwunsches hat man buchstäblich nicht in der Hand. So sehr man sich auch anstrengen mag, man kann günstige Voraussetzungen schaffen, ganz bei der Sache sein, sich genauestens an Verordnungen halten – und dennoch – gibt es keine Garantie. Wie kann man – vielleicht auch gerade als gläubiger Mensch – einen konstruktiven Umgang mit diesem Spannungsfeld der eigenen Wünsche und Nöte finden?

Mir hat einmal ein Bild weitergeholfen. Ich denke, es passt auch gut zu diesem so komplexen Thema. Wenn wir vor Gott einen Wunsch haben, dann sollen wir ihn auf offener Hand tragen. Das bedeutet: Gott kann den Wunsch auch aus unserer Hand nehmen und stattdessen etwas anderes hineinlegen, was viel schöner ist, als das, was ich mir bislang vorstellen konnte. Ich halte meinen Wunsch nicht krampfhaft fest. Ich lasse los, was ich eh nicht erzwingen kann. Diese Freiheit wünsche ich Menschen mit unerfülltem Kinderwunsch von Herzen! Gleichzeitig bin ich mir schmerzlich bewusst, dass viele dies zunächst meist ganz und gar nicht so sehen können, und dass eine solche Grundhaltung einem das leibliche Kind selbstverständlich nicht ersetzen kann. Dennoch verheißt Gott, dass denen, die Gott lieben, alle Dinge zum Besten dienen.[38] Diesen Satz kann ich mir nur selbst zusprechen – nie jemand anderes mir. Derart darf man Gott auch diese Verheißung im Gebet bringen und mit ihm darum ringen, das im persönlichen Falle auch erkennen zu dürfen.

»Bei mehreren urologischen Untersuchungen war bei Daniel ein OAT-Syndrom III (schlechte Spermienqualität) festgestellt worden. Die Empfehlung des Arztes lautete: eindeutig ein Fall für ICSI, eine Schwangerschaft sei auf natürlichem Weg nahezu ausgeschlossen und andere Methoden nicht Erfolg versprechend! Der Arzt empfahl uns, in der Zwischenzeit zur weiteren Diagnostik bei Esther eine Gebärmutterspiegelung sowie eine Bauchspiegelung zur Durchgängigkeitsprüfung der Eileiter machen zu lassen. Parallel zur Anmeldung im Kinderwunschzentrum hatten wir aber auch beschlossen, uns mit unserem Problem nochmals beziehungsweise auf besondere Weise an Gott zu wenden: Wir baten unsere Gemeindeältesten, nach Jakobus 5,14f für uns zu beten. Wir taten dies in dem Bewusstsein, dass Gott mit Sicherheit reagieren und helfen würde, aber sein Eingreifen nicht unbedingt die Form der Erfüllung unseres Kinderwunsches haben musste – wenn wir uns dies auch nach wie vor sehr stark wünschten. Beim Vorgespräch für die Diagnostik bei Esther hatte die untersuchende Gynäkologin den Verdacht, dass eine Schwangerschaft vorliegen könnte, ein umgehend veranlasster im Ergebnis positiver Schwangerschaftstest bestätigte dies! Wir hatten die Schwangerschaft selbst nicht bemerkt, weil wieder Schmierblutungen aufgetreten waren. Völlig verblüfft und fast noch ungläubig fuhren wir nach Hause. Esther wurde krankgeschrieben und mit Hormonen und Magnesium behandelt, um eine Fehlgeburt zu verhindern. Die Schwangerschaft stabilisierte sich dadurch, der weitere Verlauf war im Wesentlichen unproblematisch, schließlich kam unsere gesunde Tochter auf die Welt! Wir staunen immer noch und sind Gott zutiefst dankbar für dieses Wunder!« – Esther (34) und Daniel (37)

»Nach meiner ersten Fehlgeburt und einer anschließenden schweren Unterleibsentzündung wurde ich nicht wieder schwanger. Zu dieser Zeit wurden in unserem Freundeskreis sehr viele Babys geboren. Große Mitfreude und tiefe innere Traurigkeit standen bei mir innerlich nebeneinander. Der Schmerz steigerte sich, und ich fiel emotional in ein dunkles Loch. Ich durchlebte

mit Unterstützung durch die Seelsorge einen Trauerprozess und konnte Monate später für mich formulieren: ›Ein Kind darf keine Bedingung sein für ein gelingendes Leben.‹ Kurze Zeit später wurde ich schwanger.« – Susanne (30)

Weitere Gedanken zum Thema *Abschied vom Kinderwunsch* finden sich im Kapitel 9.

6. Fortpflanzungsmedizin

Fortpflanzungsmedizin und christlicher Glaube

Bevor wir das Thema Reproduktionsmedizin ausführlicher betrachten, möchte ich die Fragestellung »Fortpflanzungsmedizin und christlicher Glaube« aus gutem Grund voranstellen: Oft bewegen sich gerade christliche Paare, die eine künstliche Befruchtung erwägen, in einem großen Spannungsfeld. Zur eigenen Unsicherheit über mögliche Mittel und Methoden kommen mehr oder weniger qualifizierte Bemerkungen aus dem Umfeld der Betroffenen, inwiefern eine solche Behandlung überhaupt *rechtmäßig* sei. Häufig ist es dabei so, dass sich die Betroffenen jedoch deutlich besser informiert haben, als diejenigen, die ihre kritischen Anfragen stellen. Das kann schnell dazu führen, dass Menschen in ihrem Tun durch Pauschalaussagen diskreditiert werden und zutiefst verunsichert sind. Dann kommt zu ihrem Leiden über den unerfüllten Kinderwunsch auch noch das schlechte Gewissen hinzu, vermeintlich gegen Gottes Willen gehandelt zu haben. Und das, obwohl sie persönlich vielleicht die Freiheit von Gott dazu hatten! Ein Grund für dieses Phänomen ist die bunte Meinungsvielfalt, die zu dieser Thematik in christlichen Gemeinden vorherrscht. Sie weist in etwa folgende Spannweite auf: Die einen sehen Fortpflanzungsmedizin als das Nonplusultra an, sind dankbar über die Möglichkeiten, die sich ihnen sonst nicht geboten hätten und nutzen diese Angebote ausgiebig und ganz selbstverständlich. Im anderen Extrem begegnet einem oftmals schon recht unmittelbar eine sehr ablehnende Haltung mit dem Einwand: »Entweder klappt es auf natürlichem Weg oder es ist eben nicht Gottes Wille!« Damit werden alle Gedanken an die Möglichkeiten der Medizin vom Tisch gewischt. Dazwischen bewegt sich das breite Mittelfeld, das oftmals verunsichert reagiert, nicht weiß, wie es die einzelnen Methoden bewerten soll und aus Unkenntnis der genauen Angebote und Möglichkeiten vielleicht zögernd abwartet.

Ziel der nun folgenden Ausführungen zum Thema Fortpflanzungsmedizin ist es, anhand von fachlich fundierten Mehrinformationen, Betroffenen zu helfen, sich ein besseres Bild zu machen und im eigenen Handeln sicherer verankert zu sein. Letztendlich muss ja jeder Einzelne und jedes Paar seinen Weg finden und dazu stehen können, mit dieser Thematik umzugehen, ganz unabhängig davon, wie andere das für sich bewerten würden.

Ich persönlich denke, dass beide Extreme ein gewisses Konfliktpotenzial bieten: Einerseits ist es wichtig, den eigenen Horizont nicht zu sehr einzuengen. Gott hat Menschen mit einem Verstand ausgestattet, den sie auch gebrauchen dürfen und sollen. Auch an anderer Stelle nutzen wir die Möglichkeiten der modernen Medizin und sehen Krankheit nicht grundsätzlich als »Gottes Willen« an. Meines Erachtens sollte man die Fortpflanzungsmedizin daher keinesfalls komplett über Bord werfen, sondern sich in der konkreten Situation gut beraten lassen und dann anhand dieser Sachinformationen entscheiden, welche Verfahren man anwenden und mittragen kann und bei welchen dies einem zum Beispiel persönlich nicht möglich ist. So wie gläubige Menschen ja auch andere Fragen im Gebet vor Gott bewegen, kann man selbstverständlich auch Unsicherheiten auf diesem Gebiet Gott vorlegen und ihn um Weisheit bitten. Die wirkliche Herausforderung liegt meist darin, die jeweilige Erkenntnis dann auch im Alltag entsprechend konsequent umzusetzen.

Andererseits gilt es, zum Schutz des ungeborenen Lebens ethische Überlegungen nicht aus dem Blick zu verlieren. In Deutschland unterstützt zusätzlich der Gesetzgeber Paare in diesem Anliegen mithilfe des *Embryonenschutzgesetzes*, das klar regelt, welcher Umgang mit künstlich gezeugten Embryonen rechtmäßig ist. Die Entwicklung auf dem Gebiet der Fortpflanzungsmedizin ist eindrucksvoll. In den Ausführungen *»ethische Aspekte«* werden diese Herausforderungen näher beleuchtet. Gut ist es meines Erachtens, wenn man in Ruhe bedenken kann, was man tun will (oder auch nicht) und sich dabei nicht unter Zugzwang bringen lässt – weder vom Partner, noch vom eigenen Umfeld und auch nicht von medizinischer Seite. Steckt man erst einmal in der innerlichen Tretmühle und wird der Kinderwunsch übergroß, so ist es oft enorm schwer, dies mit dem nötigen inneren Abstand anzusehen. Bewussten Christen würde ich dazu wünschen, dass beide über ihre Entscheidungen Frieden vor Gott haben könnten.

Zusammenfassend denke ich, dass Gott vor einem drängenden Kinderwunsch nicht die Augen verschließt und diesen auch nicht verurteilt. Er selbst sagt ja, »seid fruchtbar und mehret euch«. Bei unserer Erschaffung als Menschen hat er auch den Wunsch nach Kindern in uns hineingelegt.

»Ich bin jetzt froh, dass wir diesen Schritt gemacht haben, weil ich nicht mehr das Gefühl habe, in einer Sackgasse zu sein. Zum ersten Mal denke ich nicht mehr, dass mein Körper nicht funktioniert, wie er sollte oder wie ich es mir wünsche, sondern dass er einfach Hilfe braucht.« – Ina (38)

»Fortpflanzungsmedizin kam für uns damals nicht in Frage. Ich hatte immer das Gefühl, es sei – für mich persönlich– nicht gut und richtig. Wir waren uns als Paar da einig und konnten das auch ruhen lassen.« – Hilde (52)

Beratung in einer Kinderwunschpraxis

Bei der Erstvorstellung in einer Kinderwunschpraxis stehen das individuelle Paar, seine Geschichte in Sachen Kinderwunsch und die bisherigen Schritte im Vordergrund. Es geht dabei darum, möglichen Ursachen auf die Spur zu kommen, mögliche Erwartungen kennenzulernen und Ängste und Vorbehalte offen anzusprechen. Daneben ist Raum für Rückfragen und die eigenen Vorstellungen. Am Ende eines ersten Beratungsgesprächs können ganz unterschiedliche Möglichkeiten stehen:

- Aufgrund der Befunde ergeben sich eine oder mehrere klare Therapieempfehlungen: Es gibt gute Chancen und Möglichkeiten, im konkreten Fall ohne Fortpflanzungsmedizin auszukommen, aber zum Beispiel käme eine naturheilkundliche Therapie oder Akupunktur in Frage.

- Eine hormonelle Behandlung ist ratsam.
- Die Befunde und die Gesamtkonstellation sprechen deutlich für die Anwendung von Fortpflanzungsmedizin. Es können Verfahren *in vivo* (also im Körper der Frau) oder *in vitro* (außerhalb des Körpers, künstliche Befruchtung im engeren Sinn) infrage kommen.
- Aufgrund der speziellen Sachlage (zum Beispiel sehr schlechte Samenqualität) kommt vielleicht sogar nur ein bestimmtes fortpflanzungsmedizinisches Verfahren (zum Beispiel ICSI) infrage.
- Die Befunde müssen ergänzt werden, um eine sichere Aussage über Therapieempfehlungen machen zu können.
- Aufgrund der Befunde und der Gesamtkonstellation wird klar, dass eine Therapie nicht sinnvoll ist.

Das beratene Paar kann nun entscheiden, ob es die Möglichkeiten auch wie vorgeschlagen nutzen will, oder ob es Bedenkzeit braucht, bestimmte Dinge ausklammern oder speziell vereinbaren möchte.

Ich denke, oben wird deutlich, dass das Ergebnis eines solchen Gesprächs zunächst einmal ganz und gar nicht festgelegt ist, genauso wenig wie das Zeitfenster innerhalb dessen zum Beispiel eine Behandlung begonnen werden müsste. Letzteres kann sich manchmal auch aus anderen »Sachzwängen« ergeben, wenn es zum Beispiel für die Übernahme der Behandlungskosten relevant ist, dass ein bestimmtes Alter nicht überschritten wird. Dann liegt aber die Entscheidung dennoch beim jeweiligen Klienten, ob die Behandlung auch gewünscht ist.

! **Tipp:** Wenn Sie sich in Ihrer Situation unsicher fühlen, scheuen Sie sich nicht, sich kompetenten Rat zu holen. Bewahren Sie sich dabei die Freiheit, das Tempo und den Inhalt der Entscheidungen selbst zu bestimmen. Denn jeder Mensch hat seine eigenen individuellen Wertvorstellungen. Nicht jedem, insbesondere medizinischen Laien, fällt es leicht, damit umzugehen, wenn zum Beispiel der behandelnde Arzt die eigenen ethischen Bedenken nicht teilen kann. Häufiger begegnet man zudem der Meinung: »Die Mediziner müssen doch wissen, was gut und angemessen ist ...!« Das schließt jedoch den Gebrauch des eigenen Verstandes nicht aus. Haben Sie Mut und machen Sie Ihren Standpunkt deutlich. Achten Sie darauf, ob Ihr Gegenüber Sie damit stehen lassen kann. Sie müssen den anderen nicht zu Ihrem Standpunkt »bekehren«, sollten aber die Sicherheit haben, dass Ihre Meinung respektiert wird. Ich weiß zum Beispiel von einem Paar, das mit der Kinderwunschpraxis verabredet hat, dass nur so viele Eizellen befruchtet werden, wie eingepflanzt werden sollen. Kinderwunschpraxen halten Absprachen zum Beispiel über die Anzahl zu zeugender Embryonen oder diese nicht einzufrieren in aller Regel schriftlich fest.

Es ist für alle Beteiligten hilfreich, wenn die Erwartungshaltung und die jeweiligen Grenzen von Anfang an klar zur Sprache kommen. So kann späteren Enttäuschungen, Unzufriedenheit und Therapieabbrüchen vorgebeugt werden. Nicht immer kann man ein Vertrauensverhältnis zum Gegenüber aufbauen, dann kann es vereinzelt auch einmal hilfreich sein, sich noch einmal in einer anderen Praxis vorzustellen. Je nach Wohnort hat nicht jeder eine große regionale Auswahl. Eventuell kann man aber mit vertrauten Freunden oder einem Arzt über das Thema reden und sich erkundigen, mit welcher Kinderwunschpraxis Betroffene gute Erfahrungen gemacht haben. Oder die Freunde hören sich mal um ...

Eine ganze Reihe Betroffener bewertet den Schritt, sich Rat oder Hilfe in einer Kinderwunschpraxis zu holen, als entlastend:

»Ja, wir würden die Behandlung nochmals machen. Nur früher. Die Behandlungen, insbesondere die Zeiten des Wartens auf ein Ergebnis, waren schwer. Aber es war auch befreiend, weil wir keinen Leistungsdruck mehr hatten. Kein Abzählen der fruchtbaren Tage und kein Sex mehr, weil es gerade günstig war. Das hat unsere Beziehung entlastet.« – Ina (41)

»Nach der Vorstellung in der Kinderwunschpraxis wurde deutlich, dass in unserem Fall nur eine künstliche Befruchtung

(IVF) infrage käme. Das mussten wir erst einmal sacken lassen. Schließlich wagten wir es doch und holten die Spritzen für die Hormontherapie aus der Apotheke. Nun wartete ich auf das Einsetzen meiner Regel. Als diese nicht kam, machte ich einen Schwangerschaftstest, und der war positiv. So hat uns die Kinderwunschpraxis indirekt doch noch zum Wunschkind verholfen ...« – Jutta (37)

»Es war schmerzhaft und gut zugleich, als wir erfuhren, dass unsere Chancen selbst mit einer Maximaltherapie quasi null wären. So konnten wir uns nach einer Zeit des Trauerns anderen Dingen zuwenden. Ich glaube, wenn wir diesen Schritt nicht gegangen wären, hätten wir es bestimmt noch zwei bis drei Jahre lang erfolglos probiert.« – Silke (43)

Auf dem Boden der Tatsachen bleiben

Es ist wichtig, im Vorfeld zu verstehen, dass auch das Aufsuchen einer Kinderwunschpraxis oder die Entscheidung, Methoden der modernen Fortpflanzungsmedizin zu nutzen, keine Garantie darstellen, dass auch *jedem* Ratsuchenden tatsächlich geholfen werden kann. Laut Dr. med. Ina Walter-Göbel vom Kinderwunschzentrum Gelsenkirchen bleibt derzeit in Deutschland etwa jedes fünfte bis sechste Paar aus biologisch medizinischen Gründen kinderlos. »Ein Drittel von ihnen nutzt die Möglichkeiten der Reproduktionsmedizin. Nach Ausschöpfung aller therapeutischen Möglichkeiten kann etwa 70 Prozent aller Paare, die wegen unerfüllten Kinderwunschs einen Arzt aufsuchen, zum leiblichen Kind verholfen werden. Hinzu kommt: Eine Behandlung dauert individuell sehr unterschiedlich lange. Oft sind mehrere Behandlungszyklen nötig, bis eine Schwangerschaft eintritt. Dazwischen werden auch immer wieder Pausen eingelegt. Von der ersten Untersuchung bis zum Eintreten der Schwangerschaft können mehrere Monate, in Einzelfällen sogar Jahre vergehen.«[39] Inmitten dieses Prozesses muss jedes Paar seine ganz persönlichen Rahmenbedingungen gestalten.

Bei der modernen Fortpflanzungsmedizin unterscheidet man Behandlungsverfahren im Körper der Frau (*in vivo*) von Methoden außerhalb des Körpers – im Labor (*in vitro*).

Methoden der In-vivo-Fertilisation

Bei der In-vivo-Fertilisation werden natürliche Prozesse des Körpers medizinisch unterstützt. Gängige Verfahren werden im Folgenden aufgelistet und näher erläutert:

Methoden der In-vivo-Fertilisation (Befruchtung im Körper)

- Hormonelle Stimulation der Eierstöcke/Eizellreifung
- Samenspende des Partners und künstlicher Transfer in die Gebärmutter (Homologe Insemination)
- Fremd-Samenspende und künstliche Gabe in die Gebärmutter (Heterologe Insemination)
- Aufbereitung des Samens

Die **Hormonelle Stimulation der Eierstöcke** regt die Reifung von einer bis zu wenigen Eizellen innerhalb eines Monatszyklus an. Dabei kann die natürliche Schutzschranke des Körpers, nur eine weibliche Eizelle pro Monatszyklus zum Eisprung zuzulassen, umgangen werden. Die Auswirkung der Hormongaben wird intensiv mittels Ultraschallkontrollen überwacht, damit möglichst kein Risiko für höhergradige Mehrlinge (Drillinge, Vierlinge, Fünflinge…) eingegangen wird, insbesondere wenn die Befruchtung bei normalem Geschlechtsverkehr stattfindet. So kann man mit den Klienten abwägen, bei bis zu wie vielen heranreifenden Eizellen man die Befruchtung durch Spermien zulässt. In der Regel sind dies 1–2 Eizellen. Denn jede dieser Eizellen steht im Falle einer Befruchtung und Einnistung in die Gebärmutter für ein Baby. So könnten mehreiige (»aus mehreren Eiern«) Mehrlinge entstehen. Teilt sich im Ausnahmefall aber eine dieser befruchteten Eizellen in einem sehr frühen Schwangerschaftsstadium nochmals komplett durch, so könnten aus dieser sogar noch zusätzlich eineiige Mehrlinge werden. Sind zu viele Eizellen in einem Monatszyklus herangereift, kann es vorkommen, dass der Behandlungszyklus abgebrochen und erst im nächsten Monat erneut vorgenommen wird. Dieses Verfahren kann auch mit einer Insemination oder einer künstlichen Befruchtung kombiniert werden.

Der Begriff **Insemination** bedeutet, dass Samen des Mannes, der durch Masturbation gewonnen wurde, auf künstlichem Wege in die Gebärmutterhöhle seiner Frau eingebracht wird (sogenannte **Homologe Insemination**). Ursachen für eine solche Behandlungsoption sind zum Beispiel eine leichte Einbuße der Spermienqualität, Unverträglichkeiten zwischen dem Samen und dem Schleim am Gebärmutterhals oder eine Störung der Gliedsteife des Mannes, die keinen Geschlechtsverkehr in der Scheide zulässt.

Für eine Insemination ist eine relativ gute Samenqualität des Mannes unerlässlich. Denn die Spermien müssen unter natürlichen Bedingungen den Weg zur Eizelle zurücklegen können, um eine Befruchtung innerhalb des Körpers der Frau zu gewährleisten. Um herauszufinden, ob die Samenzellen diese Fähigkeiten besitzen, erstellt man ein nach WHO[40]-Kriterien befundetes **»aufbereitetes Spermiogramm[41]«** . Dabei wird beobachtet, wie gut die Spermien »schwimmen« können. Denn meist reicht eine nur optische Beurteilung der Samenzellen unter dem Mikroskop für die Aussagekraft hinsichtlich ihrer Befruchtungsfähigkeit nicht aus.

Wenn eine gemäßigte hormonelle Stimulation der Eierstöcke mit dem aufbereiteten Samen im Rahmen einer Insemination kombiniert wird, gibt man die besten Samenzellen kurz vor dem erwarteten Eisprung in die Gebärmutter der Frau. So findet die eigentliche Befruchtung naturgemäß im Eileiter der Frau statt.

Voraussetzung vonseiten der Frau ist, dass die Eileiter durchgängig und gesund sind. Nach Unterleibsentzündungen könnte es ansonsten zum Beispiel durch Verklebungen in den Flimmerhärchen des Eileiters zu einer Eileiterschwangerschaft kommen.

Steht seitens des Mannes gar kein Samen zur Verfügung, so kann zur Insemination unter Umständen auch Fremdsamen verwendet werden (sog. **Heterologe Insemination**). Dazu ist eine **Samenspende** erforderlich. Dieses Vorgehen wirft einige rechtliche und ethische Fragen auf, auf die in den Ausführungen *Ethische Aspekte* ausführlicher eingegangen wird.

Methoden der In-vitro-Fertilisation

Methoden der In-vitro-Fertilisation (Befruchtung außerhalb des Körpers)

- In-vitro-Fertilisation (IVF)
- Intracytoplasmale Spermieninjektion (ICSI)
- Kryokonservierung von Ei- und Samenzellen
- In-vivo-Maturation (IVM)
- Hodengewebeentnahme (zum Beispiel TESE)

IVF und ICSI

Diese beiden Verfahren sind die bekanntesten Methoden der künstlichen Befruchtung. Für beide ist im Vorfeld der eigentlichen Behandlung im Regelfall eine hormonelle Stimulation der Eierstöcke notwendig. Sind genügend Eizellen in Eibläschen herangereift, werden diese in der späten ersten Zyklushälfte während einer kurzen Vollnarkose unter Ultraschallkontrolle entnommen. Dazu wird durch die Scheide eine Nadel mit angeschlossener Saugpipette zum Eierstock vorgeschoben. Jedes Eibläschen wird nun einzeln punktiert. Die so gewonnenen Eizellen werden unter dem Mikroskop auf ihre Qualität begutachtet. In der Zwischenzeit gewinnt der Mann den Samen durch Masturbation.

Nach einer Veröffentlichung des Zentrums für Reproduktionsmedizin »Novum« in Essen reagiert etwa jede zehnte Frau nur sehr schlecht auf die hormonelle Stimulation der Eierstöcke. Man spricht von sogenannten »Low Responders« (engl.: schwache Antwort). Erste innovative Therapieansätze gehen in Richtung einer IVF-Therapie ohne hormonelle Stimulation und Nutzung der einen natürlich heranreifenden Eizelle für die künstliche Befruchtung.[42]

Außerhalb des Körpers werden nun Eizellen und Samen zusammengebracht. **IVF (In-vitro-Fertilisation)** nennt man die Befruchtung der Eizellen durch die Samenzellen in einer Glasschale. **ICSI (Intracytoplasmale Spermieninjektion)** geht noch einen Schritt weiter: Die weibliche Eizelle wird unter einem Mikroskop mit einer Haltepipette fixiert. Nun wird ein einzelnes Spermium mit Hilfe einer Glaspipette direkt in sie hineininjiziert. Ein Nachteil von ICSI ist, dass man das ausgewählte Spermium vorher nicht untersuchen kann, ob seine Erbanlagen »gesund« sind. Untersuchungen weisen aber darauf hin, dass es eine kaum höhere Fehlbildungsrate bei ICSI-Kindern gibt.[43]

Bei beiden Verfahren geht es nun identisch weiter: Die befruchteten Eizellen teilen sich unentwegt. Nach drei bis fünf Tagen werden ein Embryo bis maximal drei Embryonen in die Gebärmutter der Frau hineingegeben, dies ist der sogenannte Embryotransfer. In die Gebärmutterschleimhaut müssen sich die Embryonen nun selbstständig einnisten. Für die Eltern beginnt damit eine spannende Wartezeit, ob diese Einnistung auch gelingt und der Schwangerschaftstest 12–14 Tage später positiv ist. Auch bei einem natürlich gezeugten Kind gibt es diesen Zeitraum zwischen der Befruchtung und der Einnistung, nur wird er nach außen hin meist gar nicht wahrgenommen, da man ja die Befruchtung im Körper nicht beobachten kann. Die befruchtete Eizelle wird dann innerhalb von drei bis vier Tagen durch den Eileiter zur Gebärmutter transportiert und liegt dort noch einmal zwei bis drei Tage frei, bis sie sich in das Ei-Bett, die Gebärmutterschleimhaut, einnistet. In beiden Fällen, bei der natürlichen und bei der künstlichen Befruchtung, kann es vorkommen, dass diese Einnistung scheitert. Dann stirbt das Kind in diesem frühen Stadium ab. Man spricht auch von einem Frühstabort oder einem Spontanabort (Abort = Fehlgeburt). Laut Dr. Ina Walter-Göbel »liegt die Schwangerschaftsrate bei etwa 12–16 Prozent, wenn man nur einen Embryo transferiert. Die Schwangerschaftsrate bei einem Paar ohne entsprechende Problematik liegt bei ca. 20–30 Prozent. Die generelle Empfehlung ist eher, sich zwei Embryonen transferieren zu lassen, denn dann beträgt die Erfolgsrate der Reproduktionsmedizin etwas über 30 Prozent. Die individuelle Chance des Paares auf ein eigenes Kind hängt von der Schwere der Fruchtbarkeitsstörung und vom Alter der Frau ab. Die Fehlgeburtsraten nach künstlichen Befruchtungen liegen im Durchschnitt bundesweit bei 20 Prozent. Aber meines Erachtens sollte man sich immer eine Fehlgeburtenrate abhängig vom Alter der Patientin und der Anzahl der transferierten Embryonen anschauen, da gibt es nämlich große Schwankungen.«[44]

Prof. Kiesel, Gynäkologe am Universitätsklinikum Münster, sagt dazu: »Jährlich finden in Deutschland etwa 70000 Befruchtungen im Reagenzglas statt. Entscheidend für den Erfolg der Behandlung ist unter anderem das Alter der werdenden Eltern und die Dauer der Kinderlosigkeit.«[45]

Je mehr Embryonen transferiert werden, desto wahrscheinlicher wird es also zur Einnistung eines Embryos kommen, andererseits steigt mit der Menge der transferierten Embryonen auch die Anzahl der Mehrlingsschwangerschaften. Die menschliche Gebärmutter ist für höhergradige Mehrlinge aber nicht geschaffen; daher kann es durchaus sein, dass alle Kinder (zum Beispiel Sechslinge) im Laufe der Schwangerschaft versterben. In Deutschland dürfen maximal drei Embryonen (meist ab einem Alter der Frau von 38 Jahren, darunter in der Regel nur zwei Embryonen) transferiert werden. Dies allein birgt die Möglichkeit einer Drillingsschwangerschaft oder sogar noch höhergradiger Mehrlinge (siehe *höhergradige Mehrlinge* weiter unten). Diese Methode ist aber nicht unumstritten: »Zu Recht wird davor gewarnt. Eine Drillingsschwangerschaft kann immer noch zu einem großen Dilemma werden. Kommt es bei einem Transfer von zwei Embryonen zu einer Schwangerschaft, dann beträgt die Drillingsrate 0,1–0,5 Prozent. Ein einziges Mal habe ich bislang erlebt, dass es bei zwei Embryonen zu einer Vierlingsschwangerschaft gekommen ist, da sich aus einem Embryo Drillinge entwickelt haben. Ich denke, das erlebt jeder auch nur einmal in seiner beruflichen Laufbahn. Feststellen kann man dieses etwa in der sechsten SSW. Das Risiko für eine Fehlgeburt bzw. für das Absterben eines dieser Embryonen ist bis zur zwölften SSW am höchsten. Dieses Wechselbad der Gefühle ertragen zu müssen, können wir uns wahrscheinlich alle nicht vorstellen.«[46]

Bei nur zwei transferierten Embryonen sind die Mehrlingsschwangerschaften nicht ganz so häufig, andererseits könnte es aber auch sein, das der Transfer überhaupt nicht gelingt.

> *»Wir haben im Rahmen einer IVF-Behandlung zur künstlichen Befruchtung zwei Versuche gemacht. Jeweils wurden zwei Embryonen in die Gebärmutter transferiert. Nach einer Zeit des Hoffens und Bangens setzte in beiden Fällen meine Monatsblutung doch noch ein. Es war sehr traurig und schmerzhaft für mich, meine Kinder selbst in diesem noch so kleinen Stadium zu verlieren. Einen weiteren Versuch wollte ich nicht wagen.«* – Eva (46)

Das Heranreifen unreifer Eizellen im Reagenzglas (IVM) ist Einzelfällen und Spezialindikationen vorbehalten. Studien weisen auf erhöhte Chromosomendefekte in Folge dieser Methode hin.[47]

Wissenswertes zu höhergradigen Mehrlingen

Mehrlingsschwangerschaften sind Hochrisikoschwangerschaften. Manche gehen bislang vielleicht eher ehrfurchtsvoll oder flapsig an das Thema heran: »Alle Achtung, das ist eine enorme Leistung!« Oder: »Ach, dann bekomme ich halt Vierlinge. Dann hat sich unsere Familienplanung auf einmal erledigt!« Sind Schwangerschaften mit Drillingen oder Vierlingen denn nun wirklich so gefährlich? Vielleicht haben Sie erst neulich in den Medien ein gut aufgemachtes Foto solcher Kinder im Partnerlook gesehen? Wenn man in den Medien davon erfährt, dann sind die negativen Informationen eher selten. Die Fälle werden präsentiert, als suche man nur Kandidaten fürs *Guinnessbuch der Rekorde*. Und sicherlich kann man sich auch mitfreuen. Die anderen Fälle aber, bei denen etwas schiefging, dringen nur selten an die Öffentlichkeit.

Schon bei Zwillingen können teils erhebliche Schwangerschaftskomplikationen auftreten – desto mehr bei höhergradigen Mehrlingen. Das kann so weit gehen, dass einzelne oder sogar alle Kinder die Schwangerschaft nicht überleben! Wenn die Gebärmutter sehr gedehnt ist, löst sie die Geburtswehen aus, was bei Drillingen auch schon in der 20. Schwangerschaftswoche (SSW) geschehen kann. Damit Sie diese Zahl einordnen können: Eine normale Schwangerschaft dauert circa 40 SSW, wobei die Grenze zur Überlebensfähigkeit der Kinder etwa in der 25. SSW liegt. Zu diesem Zeitpunkt überlebt ungefähr jedes zweite Kind. Ab der 26. SSW sind es schon circa 80–90 Prozent. Wohlgemerkt, wir sprechen nur über das reine Überleben und nicht von gesundheitlichen Einschränkungen in der Folgezeit. Bei Drillingen erfolgt die Entbindung oft schon in der 32. SSW. Selbst zu diesem Zeitpunkt haben die Kinder noch keine ausreichende Lungenfunktion und können meist nicht ohne fremde Hilfe überleben. Sie müssen zum Teil beatmet werden und ein langer Krankenhausaufenthalt ist oft vorprogrammiert. Dies ist insbesondere auch häufig organisatorisch schwierig, weil nicht immer alle Kinder gleich lang im Krankenhaus bleiben müssen. Die Eltern reiben sich nicht selten zwischen der Versorgung der Kinder daheim und der Betreuung des verbleibenden Kindes in der Klinik auf. Das Gefühl, keinem richtig gerecht zu werden, dem Partner erst recht nicht, wird so noch verstärkt.

Weitere Probleme in Mehrlingsschwangerschaften entstehen dadurch, dass die Kinder mangelversorgt werden können oder dass die Möglichkeit besteht, sich in der Nabelschnur eines Geschwisterkindes zu verfangen und zu strangulieren.

Selbst wenn in der Schwangerschaft hoffentlich alles gut gegangen ist, ist der Stress noch lange nicht vorbei: Nach der Geburt stehen die frischgebackenen Eltern vor der enormen Herausforderung, den Alltag mit Mehrlingen zu meistern. Die folgenden Berichte geben einen kleinen Eindruck, was das konkret bedeuten kann:

»Wir haben Zwillinge, die uns ganz viel Freude machen. Allerdings waren die ersten Monate schon wirklich eine

Herausforderung. Ohne die Hilfe meines Mannes und auch immer wieder aus der Verwandtschaft wüsste ich nicht, wie das gegangen wäre. Zunächst bin ich losgegangen und habe möglichst leichte Autositze für die Damen gekauft, damit ich überhaupt in der Lage war, mit beiden allein das Haus zu verlassen. Schon in den ersten Wochen war das ein Balanceakt, als sie an Gewicht zunahmen, fühlte ich mich immer mehr wie ein Leistungssportler.« – Anna (38)

»Als wir Eltern von Vierlingen wurden, haben wir die ersten Monate nachts kaum ein Auge zugemacht. Irgendein Kind schrie eigentlich immer. Wir schliefen abwechselnd, stundenweise, hatten kaum noch Zeit für uns. Nur mithilfe unserer Eltern und Geschwister ging das überhaupt, da mein Mann ja tagsüber auch noch arbeiten musste. Das hatte aber den Nachteil, dass ständig jemand in unserer Wohnung war. Und vor lauter Dankbarkeit, dass wir Hilfe bekamen, wollte ich ja andererseits auch nicht wegen der fehlenden Privatsphäre nörgeln. Ein echtes Highlight war nach sechs Monaten, als wir mal einen ganzen Tag allein weggehen konnten.« – Martina (42)

»Versuchen Sie mal, mit Vierlingen eine Mietwohnung zu bekommen…!« – Doris (36)

Nebenwirkung: hormonelle Überstimulation der Eierstöcke

Ein Risiko der hormonellen Behandlung der Eierstöcke ist das sogenannte Ovarielle Hyperstimulationssyndrom (OHSS). Dessen klinisches Erscheinungsbild kann sehr unterschiedlich sein. Es vermag sich als leichtes Unwohlsein zu zeigen, kann sich aber auch bis zu einer lebensbedrohlichen Krankheitssituation entwickeln. Dabei können große Zysten – flüssigkeitsgefüllte Hohlräume in den Eierstöcken sowie Bauchwasser (Aszites) entstehen. Innerhalb kurzer Zeit besteht die Möglichkeit, dass die Frau so aussieht, als stehe sie kurz vor der Niederkunft. Dieses Phänomen ruft einen enormen und teils sehr schmerzhaften Spannungszustand der Bauchdecken und mitunter Atemnot hervor, da der Bauch ja keine Gelegenheit hatte, sich neun Monate lang zu dehnen. Gelegentlich muss das Wasser sogar abpunktiert werden. Die Häufigkeit schwerwiegender Nebenwirkungen liegt bei unter einem Prozent, denn wenn das Krankheitsbild frühzeitig erkannt wird, kann man therapeutische Gegenmaßnahmen einleiten.[48]

Wagnis Fortpflanzungsmedizin

Fazit: Wenn man an das Thema Schwangerschaft und Schwangerwerden denkt, fallen einem nicht auf den ersten Blick Risiken und Nebenwirkungen ein, vielmehr stehen meist die positiven Aspekte, die Erfüllung des lang ersehnten Kinderwunsches im Vordergrund. Leider ist jedoch die moderne Fortpflanzungsmedizin nicht in allen Fällen ganz ohne unerwünschte Nebenwirkungen zu haben. Dessen sollte man sich im Vorfeld bewusst sein.

Bedenkenswertes

An sich wäre es aufgrund der körperlichen Belastung – und auch der Kosten – wünschenswert, möglichst viele Eizellen auf einmal zu entnehmen. Denn für jede Eizellentnahme braucht die Frau zunächst mindestens einen Zyklus lang täglich die Hormonstimulation der Eierstöcke. Dann erfolgt die Eizellentnahme in einer Kurznarkose. Durch die Punktion kann es in seltenen Fällen zu Einblutungen in die Eierstöcke kommen. Zudem ist die Scheide nicht keimfrei, der Bauchraum, in dem die Eierstöcke liegen, jedoch schon. Die Scheide wird zwar vorab gereinigt, dennoch könnten Keime in den Bauchraum gelangen. Es handelt sich also um einen *deutlich* invasiveren Eingriff als beispielsweise eine Blutentnahme. Die befruchteten Eizellen (bei IVF in der Glasschale durch Zugabe von Samenzellen, bei ICSI direkt unter dem Mikroskop) reifen in einem Nährmedium heran.

Aufgrund dieser sehr aufwendigen Prozedur im Vorfeld werden bei einer Eierstockpunktion meist so viele Eizellen wie möglich unter Ultraschallkontrolle entnommen. Diese können bei entsprechender Qualität und auf Wunsch alle mit Samenzellen befruchtet werden. Lediglich zwei bis drei Embryonen dürfen jedoch pro Behandlungszyklus in die Gebärmutterhöhle gegeben werden. Die übrigen befruchteten Eizellen können im sogenannten Vorkernstadium (siehe unten) tiefgefroren – und für einen späteren Behandlungszyklus wieder aufgetaut werden.

Unbefruchtete Eizellen enthalten von Natur aus mehr Wasser als befruchtete Eizellen. Daher können sie beim Gefrierprozess durch das Entstehen von Wasserkristallen Schaden nehmen[49]. Heutzutage werden bereits unbefruchtete Eizellen eingefroren, bislang waren die Ergebnisse bei befruchteten Eizellen jedoch deutlich besser. Neuere Verfahren lassen auf einen Wandel hoffen.[50]

Diese Aussage untermauert auch Dr. Walter-Göbel: »Spermien können in flüssigem Stickstoff bei –196°C eingefroren werden. Während dieses unproblematisch ist, sind die Einfriertechniken für unbefruchtete Eizellen immer noch mit Problemen behaftet. Da aufgrund des Embryonenschutzgesetzes das Einfrieren menschlicher Embryonen in Deutschland [nur in Notfällen (zum Beispiel Lebensgefahr der Mutter) erlaubt und ansonsten – Ergänzung der Autorin] verboten ist, werden routinemäßig Eizellen im Vorkernstadium ›kryokonserviert‹ (durch Gefrieren haltbar gemacht). Damit brauchen überzählige Vorkernstadien nicht vernichtet zu werden, sondern können für einen zukünftigen Embryotransfer zur Verfügung stehen. Die Weiterentwicklungsraten nach dem Auftauen kryokonservierter Vorkernstadien sind gut. Die Schwangerschaftsraten bei Transfer weiterentwickelter Embryonen nach Kryokonservierung liegen etwas niedriger als die Raten, welche mit nicht kryokonservierten Embryonen erreicht werden.«[51]

Das Vorkernstadium und die Grenze des menschlichen Lebens

Wenn die Eizelle von einem Spermium befruchtet wird, kommt die komplette menschliche Erbinformation zusammen. Damit ist menschliches Leben entstanden, das sich von nun an unaufhörlich – schon auf seinem Weg in die Gebärmutter – teilt und sich dabei bereits auf die dortige Einnistung vorbereitet: In der Gebärmutter angekommen gibt es schon spezialisierte Zellen für den Anschluss an das mütterliche Blutsystem und zum Aufbau des späteren Mutterkuchens. Andere Zellen bilden die Eihäute, wiederum andere stellen das eigentliche Baby dar – und das alles innerhalb weniger Tage! Ein Wunder im Mikrokosmos!

Daher fängt meiner Meinung nach das menschliche Leben schon unmittelbar mit der Befruchtung, weit vor der Einnistung des Embryos in die Gebärmutter an. Inzwischen habe ich aber darüber hinaus verstanden, dass es noch etwas differenzierter ist. Es gibt in der Zeugung nämlich einen Zwischenschritt. Wenn das Spermium in die Eizelle gelangt, dann sind über eine gewisse Zeit (im Rahmen von Stunden) die Zellkerne von Eizelle und Spermium mit ihrer jeweiligen Erbinformation noch komplett voneinander getrennt. Dieses »Zwischenstadium« bezeichnet man als **Vorkernstadium**.

Was ist das Vorkernstadium?

- Es handelt sich dabei um eine befruchtete Eizelle, bei der eine Verschmelzung der Erbanlagen noch nicht stattgefunden hat. Das genetische Material von Ei- und Samenzelle wird als zwei kernförmige Strukturen sichtbar. In diesem Stadium ist die befruchtete Eizelle noch nicht teilungsfähig.

Die Zeugung ist also noch nicht abgeschlossen, es gibt noch nicht den einen Zellkern mit 46 Chromosomen (Erbinformationen). Erst nach der Vereinigung der beiden Zellkerne beginnt sich die Eizelle nun rasch zu teilen. Die Zeugung ist damit abgeschlossen. Dieses Vorkernstadium ist das einzige Stadium, in dem in Deutschland überhaupt befruchtete Eizellen eingefroren werden dürfen. Im Ausland ist dies zum Teil erheblich anders. Dort können je nach Landesgesetzen auch weiterentwickelte Embryonen eingefroren, zum Beispiel im Rahmen der Stammzellforschung erkundet oder willkürlich vernichtet werden (siehe auch Präimplantationsdiagnostik).

Bedenkenswertes

Ethisch befinden wir uns meines Erachtens mit dem Vorkernstadium in einer Grauzone: Es gibt Menschen, die diesen

Weg – der Gefrieraufbewahrung im Vorkernstadium – für sich problemlos anwenden können, da für sie das Leben erst nach der Verschmelzung der Zellkerne und dem damit gegebenen Abschluss der Zeugung beginnt.

Für andere, die argumentieren, dass das Spermium bereits in die Eizelle gelangt ist und nun die komplette Erbinformation in einer Zelle vorliegt, hat das menschliche Leben mit diesem Schritt schon begonnen. Das Vernichten einer solchen befruchteten Eizelle im Vorkernstadium käme für sie einer Tötung gleich. Wo Gott den Beginn des Lebens in diesen konkreten Fragen ansetzt, vermag ich nicht zu bestimmen. Definitiv kann ich nur sagen, dass nach der Zeugung nichts von außen mehr hinzukommt, was diese sich nun emsig teilende und differenzierende befruchtete Eizelle erst zu einem Menschen machen würde. Lebenszeichen wie eine zielgerichtete biologische Zellaktivität, Differenzierung und Ausstattung mit komplett menschlichem Erbgut sind eindeutig vorhanden.

! **Tipp:** Für Paare, die sich in dieser ethischen Grauzone unsicher sind, wie sie ihren individuellen Umgang mit dem Vorkernstadium festlegen können, mag folgende Überlegung weiterhelfen: Angenommen, es wären nach hormoneller Vorbehandlung zehn Eizellen bei einer Frau entnommen worden, acht hätten sich erfolgreich befruchten lassen, zwei von diesen wären nun eingepflanzt worden – und Sie hätten nach einer Risikoschwangerschaft Zwillinge bekommen. Sechs befruchtete Eizellen im Vorkernstadium wurden tiefgefroren. Nach drei herausfordernden Jahren und der Aussage der Frauenärztin, dass aus medizinischen Gründen besser von einer weiteren Schwangerschaft abzuraten ist, sind Sie sich nun sicher, dass Ihr Kinderwunsch definitiv erfüllt ist. Eine vorgeburtliche Adoption dieser befruchteten überzähligen Eizellen ist in Deutschland verboten. Wie würden Sie mit den restlichen Eizellen verfahren? Wie wären Ihre Gedanken dazu? Wäre es für Sie denkbar, dass diese durch die Kinderwunschpraxis verworfen würden? Und wäre dies für Sie problemlos vorstellbar? Diese zu verwerfenden Eizellen werden nach dem Auftauen nicht wie üblich in den Brutschrank (37°C) gegeben, sondern bei Zimmertemperatur gelagert. Bereits fünf Minuten bei einer Temperatur von 35°C würden genügen, um die Eizelle so zu beschädigen, dass die Zellkerne nicht mehr miteinander verschmelzen können und somit keine Weiterentwicklung stattfinden kann.

Oder hätten Sie das Bedürfnis, sie sich trotz allem noch einpflanzen lassen zu wollen? Wenn es Ihnen widerstrebte, diese Eizellen zu verwerfen, so wäre die nächste Frage, warum das so ist. Fällt es Ihnen schwer, nach dem ganzen Aufwand der hormonellen Stimulation, die Eizellen nun so einfach wegzugeben? Ist es die Tatsache, dass Sie damit ihre Familienplanung definitiv auch ganz praktisch abschließen? Oder betrachten Sie die Vorkerne doch als menschliches Leben? Dann würde sich die Frage anschließen, ob Sie es als legitim betrachten, menschliches Leben einzufrieren, sozusagen im Wartestadium aufzubewahren, für den Fall, dass Sie es noch brauchen werden.

Es ist nicht immer einfach, den eigenen Motiven und Überzeugungen auf die Spur zu kommen. Und so manches Mal fehlt uns Menschen einfach die notwendige Weisheit, um Entscheidungen wirklich sicher treffen zu können. Wenn Sie in einer persönlichen Beziehung zu Gott stehen, kann ich Sie nur ermutigen, Gott um Weisheit in diesen Fragen zu bitten. Gemäß Jakobus 1 »gibt er ja gern«, wenn wir persönlich nicht weiterwissen und *ihn* fragen.

Embryonenschutz?!

Von der **deutschen Gesetzgebung** wurde im Embryonenschutzgesetz verankert, dass die befruchtete entwicklungsfähige menschliche Eizelle ab der Zellkernverschmelzung als Embryo zu gelten hat. Das gilt auch für jede teilungsfähige einzelne Zelle, die einem Embryo entnommen wird, da sie in der Lage ist, sich zu einem Individuum zu entwickeln. In diesen strafrechtlichen Regelungen spiegelt sich das Grundgesetz wider, in dem die Menschenwürde betont wird. Nicht mehr benötigte Vorkerne können in Deutschland problemlos verworfen werden. Eine Spende einer befruchteten Eizelle ist im Gegensatz zur Samenspende gesetzlich nicht möglich. Eine Präimplantationsdiagnostik, das heißt das Aussortieren von zum Beispiel genetisch geschädigten Embryonen wurde am 06.07.2010 vom Bundesgerichtshof für zulässig erklärt, insofern der Arzt eine pluripotente Zelle untersucht, die sich nicht mehr eigenständig zu einem Menschen entwickeln kann »Mit ihrem Urteil haben die Leipziger Richter nun de facto eine Gleichbehandlung zwischen genetischer Untersuchung im Mutterleib (Pränataldiagnostik, PND) und der PID bei Embryonen hergestellt.«[52] Die maximale Anzahl der zu transferierenden Embryonen ist drei. Das Einfrieren befruchteter Eizellen ist nur im Vorkernstadium erlaubt.

Gelegentlich kommt die Frage auf: Gibt es andere, vielleicht bessere Möglichkeiten im **Ausland**? Zunächst einmal gibt es nicht »das Ausland« an sich. Jedes Land hat ganz eigene Gesetze zum Thema *künstliche Befruchtung* und *Embryonen*. Das Ergebnis einer Recherche ist somit sehr heterogen. Meist werden wir hierzulande zum Beispiel in Form von Werbung jedoch am ehesten mit jenen Ländern konfrontiert, die eine liberalere Gesetzeslage haben, da sich diesen Ländern durch deutsche Paare mit unerfülltem Kinderwunsch ja auch ein wirtschaftlicher Markt bietet. Andererseits wird deutlich, dass der Embryonenschutz dort oftmals deutlich schlechter ausfällt, wenn er überhaupt vorhanden ist. So gilt also dort besonders die Herausforderung, einen guten Umgang mit den eigenen ethischen Grenzen zu finden.

Andere Methoden, die in anderen Ländern Anwendung finden, sind die Eizellspende, die Inanspruchnahme einer Leihmutter, die Präimplantationsdiagnostik (Erbdiagnostik bei künstlicher Befruchtung vor dem Embryotransfer) und die Embryonenselektion (Einpflanzen der Embryonen mit den besten Chancen, Verwerfen der übrigen). Überschüssige Embryonen beziehungsweise embryonale Stammzellen finden im Ausland zu Zwecken der embryonalen Stammzellforschung Verwendung. Solche Embryonen werden nie ins Leben geboren.

Die Leihmutterschaft hat sich aktuell auch insofern als problematisch herausgestellt, als eine deutsche Familie ihre in Indien durch Leihmutterschaft geborenen Zwillinge über 2¼ Jahre nicht nach Deutschland holen durfte, da ihnen die notwendigen Papiere verweigert wurden. Das Auswärtige Amt weist auf seiner Homepage ausdrücklich darauf hin, dass Kinder von Leihmüttern im Ausland mit deutschen »Wunscheltern« keine deutsche Staatsangehörigkeit durch Geburt erwerben.[53]

Begleitung eines Paares während der Kinderwunschbehandlung

Eine Kinderwunschbehandlung ist keine rein medizinische Angelegenheit. Viele Teilbereiche des Lebens werden dabei berührt: die Paarbeziehung, insbesondere die Sexualität (auf die ich in Kapitel 3 näher eingehe), die psychische Situation, wie die Klienten die Behandlung verkraften, ethische Grenzen, die Finanzen. Auf diese Aspekte soll nun näher eingegangen werden.

Das Tempo des Paares einhalten

> *»Im Januar habe ich mich noch einmal einer Hormonbehandlung im Kinderwunschzentrum unterzogen. Auch dieses Mal bekam ich meine Periode. Die Behandlung machte mich körperlich und auch seelisch total fertig. Seither bin ich nicht mehr dort gewesen und möchte auch nicht noch einmal zu einer weiteren Hormonbehandlung.«* – Johanna (33)

> *»Ich schätze es sehr, dass die Kinderwunschpraxis neben der reinen Medizin auch Gesprächszeiten anbietet, um den ganzen Prozess dieser Behandlung besser verarbeiten zu können. Das hilft mir sehr. Besonders, weil ich dabei das Gefühl habe, als Mensch gesehen zu werden, und nicht als Projekt, das möglichst bald einen Erfolg aufweisen muss.«* – Sabine (36)

Die psychischen Belastungen einer Kinderwunschbehandlung sollte man weder im Vorfeld unterschätzen noch im Verlauf aus dem Blick verlieren. Andererseits stellt der unerfüllte Kinderwunsch an sich ja ebenfalls eine nicht unerhebliche Belastung für das betroffene Paar dar. Die Behandlung im Kinderwunschzentrum könnte zur Geburt eines Kindes führen und damit Entlastung schaffen. Im Falle einer im wahrsten Sinne des Wortes fruchtlosen Therapie könnte der Schmerz aber auch noch größer sein. Wichtig ist, eine solche Behandlung überlegt zu beginnen, und zu verstehen, dass es nicht immer angebracht ist, von einem Behandlungszyklus in den nächsten zu eilen. Dies ist eine große Herausforderung, besonders wenn die Zeit an sich drängt, weil die Wechseljahre näher rücken.

! **Tipp:** Hilfreich ist es, wenn es dem Paar gelingt, in dieser herausfordernden Zeit im Gespräch miteinander zu bleiben, sich auszutauschen und immer mal wieder eine Standortbestimmung zu machen. Wie weit sind wir jetzt? Was haben wir unternommen? Was können wir uns noch vorstellen, was nicht? An welchen Stellen sehen wir als Paar Differenzen, wie können wir damit umgehen? Wie geht es unserer Beziehung? Brauchen wir mal Urlaub/eine Auszeit?

»Einen Termin in der Kinderwunschpraxis habe ich lange Zeit vor mir hergeschoben. Irgendwie hatte ich unterschwellig Angst davor. Und ich dachte, wenn ich nicht gehe, habe ich immer noch die Möglichkeit, diese Art der Behandlung eines Tages in Anspruch zu nehmen. Wenn ich aber ginge, und als Ergebnis käme heraus, dass sie mir nicht helfen können? Allein den Gedanken konnte ich kaum ertragen…! Dann wäre die letzte Hoffnung verloren.« – Klaudia (33)

Missglückten Embryonentransfer betrauern dürfen

Ein Embryonentransfer geschieht zu einer Zeit, in der die zuvor befruchtete Eizelle sich kontinuierlich teilt und differenziert, um sich nun bald in der Gebärmutter einnisten zu können. Missglückt der Embryonentransfer, so konnte sich das neue Leben nicht einnisten. Es ist abgestorben. Dies entspricht im Prinzip einer sehr frühen Fehlgeburt. Allerdings wird keine Ausschabung oder Ähnliches notwendig, weil das Kind noch sehr klein war und von selbst abgeht. Das Trauern aber ist für viele Frauen dennoch notwendig. Die Zeit des Hoffens und Banges so beendet zu erleben, kann sehr schmerzhaft sein. Jetzt einfach zur Tagesordnung überzugehen, oder gar gleich in den nächsten Behandlungszyklus zu starten, ist oftmals deutlich zu schnell.

»Die Zeit des Wartens ist schrecklich. Ständig habe ich in mich hineingehorcht und nach Anzeichen für eine Schwangerschaft

gesucht. Mal war ich froh und habe gedacht, es hat bestimmt geklappt. Mal war ich völlig am Boden zerstört und dachte, das war nichts. – Nach Tagen des Wartens war der Schwangerschaftstest negativ. Da ich bis dahin keine Blutung hatte, war ich sehr hoffnungsvoll, dass es doch geklappt haben könnte und bin jetzt umso enttäuschter. Das muss ich erst einmal verarbeiten. Einen neuen Versuch können wir erst im übernächsten Zyklus machen. Aber die Pause wird uns guttun.« – Ina (38)

Umgang mit zuvor gesetzten ethischen Grenzen

Für Paare, die seit Jahren unter ihrem unerfüllten Kinderwunsch leiden, ist es eine enorme Herausforderung, unter dieser Anspannung gerade in puncto Reproduktionsmedizin, ethische Grenzen zu stecken beziehungsweise aufrechtzuerhalten. Denn dabei kann es nicht um das Verständnis anderer gehen: Freunde, Bekannte oder die behandelnden Ärzte haben ja jeweils wieder ihre ganz eigenen Wertvorstellungen. Daher ist es empfehlenswert, sich möglichst frühzeitig, am besten vor dem Beginn einer solchen Behandlung, als Paar Gedanken über die ethischen Randbedingungen zu machen, mit denen beide Partner auch dauerhaft gut leben können.

! **Tipp:** Es kann hilfreich sein, diese schriftlich festzuhalten und gegebenenfalls zu einem späteren Zeitpunkt noch einmal nachzulesen. Schon beim Aufschreiben kann man mitunter feststellen, dass es gar nicht so einfach ist, eine gemeinsame Position zu finden, und dass man meinte, den Partner entsprechend verstanden zu haben, und nun seine Meinung noch mal korrigieren muss.

Manchmal muss ich an Berthold Brechts Buch. *Der Jasager und der Neinsager*[54] denken, das wir vor unzähligen Zeiten in der Schule gelesen haben. Dabei geht es um einen Menschen, der sich fragt, ob man eine einmal getroffene Entscheidung verändern darf und der diese verschiedenen Möglichkeiten durchexerziert. Was hat das mit dem unerfüllten Kinderwunsch zu tun? Nun – wenn es darum geht, die eigenen Grenzen auch einmal festzulegen, dann meine ich damit nicht: »Wer A sagt, muss immer, auch Jahre später noch B sagen.« Wenn man wirklich erkennt, dass A falsch war, dann kann man seine Meinung selbstverständlich auch ändern. Aber wenn man A verwirft, obwohl man eigentlich noch dazu stehen würde, ... weil man sich gedrängt fühlt, weil »alle es so machen«, weil man »ja keine andere Wahl habe«, dann sollte man sich vielleicht eine Auszeit nehmen und den eigenen Standpunkt nochmals in aller Ruhe neu bestimmen.

Finanzielle Fragen

Die gesetzlichen Krankenkassen übernehmen die Kosten für eine Kinderwunschbehandlung nur, wenn die Frau zwischen 25 und 40 Jahren und der Mann zwischen 25 und 50 Jahren alt sind. Zusätzlich kommen Paare mit Kinderwunsch auch immer wieder wirtschaftlich in Bedrängnis, da nach einer Gesetzesänderung im Jahre 2004 nur noch drei Versuche zur künstlichen Befruchtung außerhalb des Mutterleibs zu 50 Prozent übernommen werden. Der Selbstkostenanteil für einen Behandlungszyklus mit IVF oder ICSI liegt dabei durchschnittlich bei 1400 bis 1550 Euro! Friert man keine Eizellen ein, so sind diese Behandlungen schnell ausgeschöpft. Ab diesem Zeitpunkt ist man für jeden Behandlungs-Zyklus kompletter Selbstzahler. Dies kann neben der aufwendigen Gewinnung ein weiteres Argument sein, weshalb Paare Eizellen im Vorkernstadium einfrieren lassen. Bei einer späteren künstlichen Befruchtung müssen diese lediglich aufgetaut und nach der Weiterentwicklung in die Gebärmutter der Frau transferiert werden. Dies ist bei Weitem nicht so kostenintensiv wie ein kompletter Behandlungszyklus mit Hormongaben und Narkose zur Eizellentnahme.

Bei den privaten Krankenkassen hängt die Kostenübernahme vom »Verursacher« der Kinderlosigkeit ab. Lässt sich die Ursache klar dem privat versicherten Partner zuordnen, zahlt die Kasse auch.

»Jetzt bleibt nur noch ICSI. Die Krankenkasse will nicht zahlen, sondern die Voraussetzungen für eine Kostenübernahme klären. Private Kassen zahlen nur nach dem Verursacherprinzip. Aber wer ist Verursacher? Wir haben das für uns immer so gesehen,

dass es an uns beiden liegt. Keiner musste die Last alleine tragen. Jetzt stehen 3000 Euro offen. Ich bin so traurig. Irgendwie rückt die Möglichkeit, doch noch ein Kind zu bekommen, in weite Ferne. Ich bin am Ende, ich weiß auch nicht, ob ich genug Kraft habe, noch mehr Fehlschläge zu verkraften. Neben der sowieso belastenden Behandlung auch noch Geldsorgen. Nicht, dass wir nicht bereit wären, das Geld dafür auszugeben. Aber es ist ja auch nicht gerade wenig.« – Ina (38)

Es ist schon verwunderlich: In Zeiten fallender Geburtenzahlen (heute kommen auf eine Frau 1,38 Kinder, Anfang der 60er Jahre waren es noch 2,5 Kinder pro Frau[55]) wurde mit dem Gesetz zur Modernisierung der gesetzlichen Krankenversicherung § 27a Abs. 3 Satz 3 SGB V die Erstattung der Kosten für eine künstliche Befruchtung auf 50 Prozent (und drei Versuche – Anmerkung der Autorin) begrenzt.[56] Ganz abgesehen davon, dass das Großziehen *eines* Kindes, ganz unabhängig davon, ob es durch künstliche Befruchtung oder natürliche Zeugung zur Welt gekommen ist, von Fokus 2006 mit rund 120 000 Euro bis zur Volljährigkeit beziffert wurde![57] Ein erster zaghafter Schritt des Umdenkens in der Politik findet sich im Signal der Kostenübernahme für künstliche Befruchtung durch das Bundesland Sachsen[58], was jedoch die Dringlichkeit einer bundeseinheitlichen Regelung nur noch deutlicher macht.

Eine Never-Ending-Story? Oder den richtigen Zeitpunkt zum Aufhören finden …

Immer wieder berichten Paare, dass sie Schwierigkeiten hatten, den rechten Zeitpunkt zu finden, mit der Behandlung aufzuhören. »Nun haben wir doch schon so viel investiert – Zeit, Geld, Kraft – und das alles ohne sichtbares ›Ergebnis‹. Lass uns doch noch einen Versuch machen …«, sagt man sich oft.

Wer möchte schon gern zu den 30 Prozent gehören, denen sogar die Kinderwunschpraxen trotz aller Versuche nicht helfen können? Käme nicht ein Beenden der Behandlung einem Eingeständnis gleich, zu dieser Gruppe zu gehören? Andererseits mag an der einen oder anderen Stelle tatsächlich der Punkt erreicht sein, an dem man besser aufhören sollte. Die Frage ist nur, wie man das herausfindet! Es ist sehr wichtig, immer wieder miteinander im Gespräch zu bleiben – als Paar und auch mit den Ärzten. Gehen Sie nicht einfach immer nur weiter, von einem Versuch zum nächsten. Überlegen Sie auch zwischendurch, wo Sie stehen, und wie es Ihnen in diesem ganzen Prozess geht: Ihnen allein und Ihnen als Paar. Kein Partner sollte zum Einzelgänger werden, der alles nur noch mit sich selbst abmacht – oder um des Partners willen weitermacht, sich selbst aber innerlich schon verabschiedet hat. Um Kinder auf natürlichem Wege zu zeugen, braucht es beide: Mann und Frau. Bei der künstlichen Befruchtung ist das nicht anders, lassen Sie das nicht in Vergessenheit geraten!

Ethische Aspekte

Es gibt eine ganze Reihe ethischer Problemfelder im Land der modernen Fortpflanzungsmedizin. Diese sollen hier kurz beleuchtet werden.

Vorkerne

Zu den ethischen Grauzonen gehört die Frage, ob Vorkerne schon menschliches Leben darstellen. In diesem Zusammenhang haben manche Paare mit Kinderwunsch Anfragen an die Kryokonservierung und das Verwerfen nicht mehr benötigter befruchteter Eizellen. Eine Verbesserung der Kryokonservierung unbefruchteter Eizellen wäre ein wünschenswerter Ansatz der Forschung.

Selektiver Fetozid

Ab und zu kann es geschehen, dass bei höhergradigen Mehrlingen (zum Beispiel Fünflinge) die Gefahr besteht, dass vielleicht nicht alle Kinder die Schwangerschaft überleben können und dass ein »selektiver Fetozid« erwogen wird. Das bedeutet: Einzelne Kinder werden im Mutterleib abgetötet, um die Chancen für die verbleibenden Kinder zu erhöhen. Eine solche Situation ist für die werdenden Eltern extrem belastend und verunsichernd. In diesem Gewissenskonflikt stehen zu müssen, kann eine existenzielle Krise auslösen.

Möglichst nur zwei Embryonen zu transferieren, würde die Risiken eines solchen Geschehens deutlich geringer halten, wenn auch nicht ganz ausschließen können.

Präimplantationsdiagnostik (PID)

Meist am dritten Tag nach Verschmelzen der Eizelle mit dem Spermium wird noch im Labor eine omnipotente Zelle entnommen. Diese Zelle heißt deshalb *omnipotent* (= alles möglich), weil aus ihr noch alle Körperzellen, jedes Organ und ein ganz eigenes Individuum werden kann. Zum Verständnis: Geschähe die Entnahme nicht künstlich, sondern käme durch eine komplette Zellteilung im Mutterleib zustande, so wäre ein Zwilling entstanden. Der Embryo befindet sich zu diesem Zeitpunkt im 4–8-Zellstadium (sogenannte Blastomerbiopsie). Am fünften Tag nach der Befruchtung spricht man von der Blastozystenbiopsie bei der pluripotente Zellen entnommen werden, die schon etwas differenzierter sind, und aus denen kein eigenständiger Mensch mehr entstehen kann. Die Erbinformation dieser Zellen wird nun auf die fragliche (bekannte) Genstörung untersucht. Es erfolgt keine allgemeine Suche nach Gendefekten. Die PID ist eine Methode der künstlichen Befruchtung und kann daher nur außerhalb des Mutterleibs angewendet werden. Ziel ist es, genetische Erkrankungen vor dem Transfer in den Mutterleib herauszufinden, also die Vorabselektion betroffener Embryonen. Länder, die PID praktizieren sind Belgien, Norwegen, USA, Großbritannien und Frankreich (letztere beiden nur in ausgewählten Fällen).[59]

Das erste genetisch ausgewählte Baby Großbritanniens ohne Brustkrebsgen ist in London zur Welt gekommen. Dem kleinen Mädchen und der Mutter gehe es sehr gut, teilten die Ärzte vom University College London am Freitag mit. Die Eltern hatten sich für eine künstliche Befruchtung und die anschließende Auswahl eines Kindes mithilfe der sogenannten Präimplantationsdiagnostik (PID) entschieden, nachdem in der Familie des Vaters in den vorherigen drei Generationen Brustkrebs aufgetreten war.

Eine solche Embryonenauswahl ist in Deutschland verboten. Die Ärzte »hatten elf Embryonen im Reagenzglas erzeugt. Drei Tage nach der Befruchtung untersuchten sie diese auf das Risikogen. Sechs der Embryonen trugen das Brustkrebsgen BRCA1 und wurden zerstört, zwei ohne das gefährliche Gen wurden in die Gebärmutter verpflanzt. Die 27-Jährige wurde mit einem Kind schwanger. Der andere Embryo hatte sich nicht eingenistet«.[60]

»In Schweden haben die Behörden erstmals grünes Licht für eine Embryo-Auslese gegeben, um einen todgeweihten kleinen Jungen durch Blutstammzellen zu retten. Die Mutter trägt ein Embryo aus, dessen Gewebetyp zu dem ihres Ältesten passt. In Deutschland ist dieses Verfahren verboten.«[61]

Der Sohn einer schweizerischen Familie ist an chronischer Granulomatose erkrankt, ein schwerer Immundefekt. Ein HLA-kompatibles Geschwisterkind soll den Bruder »retten«. In der Schweiz ist die Präimplantationsdiagnostik jedoch verboten. Im konkreten Fall wurden in Belgien elf Embryonen gezeugt, um zwei zu finden, die dem Gencode des Bruders entsprachen. Laut Auskunft des Labors werden meist jedoch zwischen 20–30 Embryonen dafür benötigt. Sie unterliegen einer enormen Auslese und bewegen sich in der Größe einer Schulklasse! 2005 kommt ein erbgutverträgliches Mädchen zur Welt, dem für den erkrankten Bruder eine Knochenmarkspende entnommen wird.[62]

Nein, wir sprechen hier nicht von Science Fiction. Diese Beispiele sind aus den letzten Jahren zusammengetragen und für jedermann nachlesbar. Wie ist das alles nun zu bewerten?

Gegner der Präimplantationsdiagnostik sprechen von einer Möglichkeit der Selektion und Diskriminierung lebender Behinderter – wenn die Störung vorher ausgelöscht werden soll, impliziere dies, Menschen mit dieser Veranlagung seien generell nicht lebenswert. Ein weiterer bedeutender Kritikpunkt ist die Möglichkeit des Klonens. Jede entnommene Zelle könnte zu einem eigenständigen Mensch werden – und dürfe daher auch nicht abgetötet werden.

Dem gegenüber argumentieren Befürworter der Präimplantationsdiagnostik, eine sonstige vorgeburtliche Diagnostik, sogenannte Pränataldiagnostik (mit der möglichen Folge einer Abtreibung) sei ja legal, warum dann konsequenterweise die Präimplantationsdiagnostik (PID) nicht? Immerhin handle es sich ja um ein viel früheres Stadium der Entwicklung und sei demnach von Frauen auch besser zu verarbeiten, wenn diese sich nicht noch einer Abtreibung unterziehen müssten. Ferner wird darauf hingewiesen, dass die PID nur im Rahmen der künstlichen Befruchtung überhaupt möglich sei und daher keine Verwendung im großen Stil stattfinden könne.

Meines Erachtens wird bei der Präimplantationsdiagnostik menschliches Leben bewusst abgetötet. Es ist daher ein Verfahren, was ich aus christlich-ethischer Sicht konsequent ablehne wie die Tötung eines Kindes aufgrund von Pränataldiagnostik (siehe Kapitel 8).

Embryonentransfer

In ethischen Fragen um den Embryonentransfer geht es um die Frage, ob überhaupt Kinder außerhalb des Mutterleibes gezeugt werden dürfen. Manchem mag dies schwierig erscheinen, andererseits gehen wir in der modernen Medizin auch andere außergewöhnliche Wege, wenn man beispielsweise an die Herz-Lungen-Maschinen oder Organtransplantationen denkt.

Aufklärung der Kinder über ihre Entstehung

Die Handhabung dieser Frage obliegt den Eltern und wird sehr unterschiedlich wahrgenommen. Möglicherweise ist diese Art der Entstehung für manche Kinder nur schwer zu verarbeiten. Andere werden vielleicht begreifen, wie sehr ihre Eltern sie sich gewünscht haben, und welche Anstrengungen sie dafür unternommen haben. Diese mögen sich eher wertgeschätzt wissen. So denke ich, ist auch die *Art* der Vermittlung dieser Information bedeutsam.

Samen- oder Eizellspende

Ist einer der Partner unfruchtbar, weil keine Keimzellen (Eizellen der Frau oder Samenzellen beim Mann) vorliegen, denken manche

Paare über eine Keimzellspende nach. Während die Eizellspende in Deutschland immer noch – genau wie die Spende von befruchteten Eizellen im Vorkernstadium – verboten ist, kommt eine Samenspende generell in Frage. Nach deutschem Gesetz ist aber das Recht eines Kindes, Kenntnis über seine Herkunft zu erlangen, höher angesiedelt, als das Recht des Spenders auf Anonymität. Von daher kann das Kind die Mutter mit Volljährigkeit auf die Herausgabe der Information verklagen, diese muss dann wiederum an die Samenbank herantreten. So kann eine Samenspende unter Umständen auch erbrechtliche Konsequenzen nach sich ziehen. Aber auch unter anderen Gesichtspunkten will ein solcher Schritt gut überlegt sein. Für Männer, die keine fruchtbaren Samenzellen (mehr) haben, kann diese Tatsache ihre Identität erheblich angreifen. Stimmt der Mann nun aus dem drängenden Wunsch der Partnerin, zumindest zu 50 Prozent leibliche Kinder zu ermöglichen, einer Samenspende zu, dann haben manche Paare das Gefühl, sie würden einem unbekannten Dritten in ihrer Beziehung Raum geben. Sie sehen sich in den Körper- und Persönlichkeitseigenschaften des Kindes ja irgendwie auch dauerhaft damit konfrontiert. Manche Paare können damit sehr gut umgehen, für andere steckt sehr viel Konfliktpotenzial drin. Auch die Frage nach Geschwisterkindern für das erste so gezeugte Kind kann dann zum Problem werden, wenn der Samenspender zwischenzeitlich inaktiv geworden ist, und man sich nun gezwungen sieht, wieder einen neuen Spender auszuwählen. Eine rechtliche Absicherung ist auch dahin gehend sinnvoll, damit der nicht zeugungsfähige Ehemann nicht in Form eines Vaterschaftstestes die Vaterschaft später anzweifelt. Die Entscheidung für oder gegen eine Samenspende ist daher sehr komplex und sollte nur gut überlegt und vorbereitet getroffen werden. Zur Problematik von Samenspenden[63] siehe auch das Ende des Kapitels 2.

7. Viel zu früh gegangen – Fehl- oder Totgeburten

Umgang mit Fehl- und Totgeburten

Sein eigenes Kind viel zu früh aus dem Leben verabschieden zu müssen, ist sehr schmerzhaft. Sowohl für den Vater als auch für die Mutter, die das Kind ja in sich getragen hat. Dieses kleine Wesen nach so intensiver und persönlicher Nähe derart früh durch eine Fehl- oder Totgeburt, manchmal auch direkt nach der Geburt, wieder zu verlieren, kann Menschen zutiefst in ihren Grundfesten erschüttern. So wie kein Mensch dem anderen gleicht, sind jedoch auch die Trauer und die anschließende Bewältigung sehr individuell. Manche Frauen fühlen sich von ihrem Körper regelrecht betrogen, befinden sich in einem Wechselbad der Gefühle. Es war doch noch so klein, und für andere gar nicht zu sehen. Und doch ist der Schmerz so groß. Welchen Raum kann Trauer haben? Nach außen hin ist das oft nicht zu erkennen. Dennoch ist Trauer da und braucht auch Raum und Zeit zur Verarbeitung. Die Trauer ist meist mehrschichtig und hört nicht beispielsweise kurz nach einem medizinischen Eingriff (wie der Ausschabung) auf. Besonders wenn Frauen schon einen Mutterpass hatten, der mögliche Geburtstermin berechnet war, dann kommt zwangsläufig irgendwann auch dieser Tag – und es wird wieder neu klar: eigentlich wäre jetzt mein Kind da. Manchmal ist es auch ganz konkret »sichtbar«, wenn eine Freundin zeitgleich schwanger war und nun ihr Kind in den Armen hält.

> *»Zurzeit finde ich das Leben sehr schwer, es fällt mir schwer, mich über etwas zu freuen oder etwas positiv zu sehen. Unser Miteinander ist auch nicht so unbelastet wie vorher, obwohl mein Mann viel Geduld hat. Und wie Gott in das ganze Bild passt, weiß ich gerade gar nicht. Ich weiß, dass man sich die Fragen nach dem Warum nicht stellen braucht. Aber*

ich tue es trotzdem. Denn wenn Gott so allmächtig ist, warum hat er nicht eingegriffen? Es kommt mir so vor wie bei der ersten Schwangerschaft, die als Fehlgeburt endete: Ein Wunder, das uns entrissen wird. Wie kann ich Gott wieder vertrauen?«– Christiane (34)

Hatte sich das Kind bereits in die Gebärmutter eingenistet, so muss in aller Regel die Gebärmutter ausgeschabt werden. Alles Gewebe, das zur Schwangerschaft gehörte, insbesondere auch der Mutterkuchen, muss entfernt werden. Ansonsten kann sich dieses Gewebe nachträglich entzünden, zu Blutungsstörungen führen oder schlimmstenfalls in seltenen Fällen sogar entarten.

Bei einer Totgeburt ist es die Regel, dass das Kind durch die Scheide geboren wird. Dies ist einerseits wichtig, um das Geschehen gut verarbeiten zu können, andererseits setzt man die Frau nicht den medizinischen Risiken eines operativen Baucheingriffs wie dem Kaiserschnitt aus. Bei einer Geburtseinleitung wegen einer Totgeburt erhält die betroffene Frau ausreichend Schmerzmittel und sollte von einer Hebamme intensiv betreut werden.

! **Tipp:** Es kann sehr sinnvoll und hilfreich sein, eine Beleghebamme oder eine Geburtsbegleiterin (*Doula* – griechisch: »die Frau, die dient«) zu suchen, die bei der Totgeburt mit ins Krankenhaus geht und dort ganz für die Eltern da ist. Dadurch wird eine sehr individuelle Begleitung möglich, und man ist unabhängig vom Dienstwechsel der angestellten Hebammen. Haben Sie keine Scheu, Ihren Arzt nach entsprechenden Adressen zu fragen oder wenden Sie sich an den deutschen Hebammenverband[64] beziehungsweise den Verband der Doulas.[65] Doulas sind keine ausgebildeten Hebammen, sondern Frauen mit eigener Geburtserfahrung und darüber hinaus fundierten Kenntnissen rund um die Geburt.

Eine Schwangerschaft mit einem Kind, dessen Überlebensprognose sehr ungünstig ist, stellt in aller Regel für die betroffenen Eltern eine extreme und zugleich paradoxe Situation dar. Man ist sich im Klaren, dass das Kind sterben wird, andererseits lebt man auf einen Zeitpunkt zu, den man nicht genau fassen kann, und den man auch keinesfalls erleben will. Dennoch kommt man an dieser Situation nicht vorbei. Man weiß auch, dass erst dann wieder ein wenig »Alltag« einkehren kann, wenn alles hinter einem liegt. Sicher ist nur, dass das Leben, wie es vorher war, nicht so wieder aufzunehmen ist. Man wird durch die Situation zwangsläufig verändert werden. Betroffene Frauen berichten, dass sie die Schwangerschaft sehr angstbesetzt erlebt haben und die Spannung kaum aushalten konnten, ob ihr Kind nun im Mutterleib versterben würde, oder ob sie es noch eine kurze Zeit nach der Geburt erleben dürften. Ständig in sich hineinzuspüren, ob denn das Kind noch lebt, kann sehr belastend sein, ist aber auch mit dem Verstand kaum abzuschalten.

Sollte bereits in der Schwangerschaft klar sein, dass das Kind nach der Geburt nicht lebensfähig ist, so denken manche Paare auch über eine Hausgeburt nach. Diese hätte den Vorteil, das Kind in vertrauter Umgebung willkommen zu heißen – und auch zu verabschieden. Auch dabei stehen Hebammen individuell zur Seite. Doch auch in einem Krankenhaus kann man in solchen Fällen durch vorherige Absprachen eine Umgebung schaffen, die den eigenen Bedürfnissen in solch einer extremen Situation entgegenkommt. So kann zum Beispiel abgesprochen werden, dass der Mann ebenfalls im Krankenhaus übernachten darf, man ein Rooming-in (das Baby ist die ganze Zeit bei der Mutter) in Anspruch nehmen möchte oder der Krankenhausseelsorger im Vorhinein einbezogen wird.

Hebammenhilfe: Auch nach einer Totgeburt haben Sie Anspruch darauf, von einer Hebamme betreut zu werden. Dies ist eine Leistung der gesetzlichen Krankenkasse. Wenn Sie privat versichert sind, sollten Sie sich mit Ihrer Krankenkasse in Verbindung setzen, um zu klären, welche Leistungen übernommen werden.

Krankschreibung: Bleiben Sie auch diesbezüglich im Gespräch mit Ihrem behandelnden Arzt. Eine Pauschalaussage an dieser Stelle ist nicht sinnvoll. Wie lange eine Krankschreibung dauert, hängt von vielen Faktoren ab: Wie lange war die Frau schwanger? Gab es Komplikationen bei einer Ausschabung? In welchem Beruf arbeitet sie, wie sehr ist dieser körperlich oder psychisch belastend? Ich denke, man kann ermessen, dass eine Frau, die zuvor als Kinderkrankenschwester oder Erzieherin gearbeitet hat, sich schwerer tun mag, ihre Arbeit unbelastet direkt wieder aufzunehmen. Wichtig ist es, einen guten Weg zu finden, wie man sich einerseits nicht überfordert, andererseits aber auch die Hemmschwelle zum Wiedereinstieg nicht zu hoch werden lässt.

Abschied vom tot geborenen Kind

Früher war Vätern der Weg in den Kreißsaal verwehrt. Ihre Frauen mussten die Geburt des gemeinsamen Kindes allein durchstehen. Im Fall einer Totgeburt war es vielerorts die Regel, der Mutter ihr tot geborenes Kind nicht zu zeigen, insbesondere dann, wenn es sichtbare Fehlbildungen hatte. Diese Praxis führte dazu, dass so manche Frau dachte, sie habe eine Schreckgestalt in sich gehabt, deren Anblick man nicht ertragen könne. Gott sei Dank hat sich das Vorgehen inzwischen sehr gewandelt. Heute sind Väter in den allermeisten Fällen bei der Geburt anwesend. Eltern werden ermutigt, nach Möglichkeit in Kontakt mit ihren tot geborenen Kindern zu treten. Für die Verarbeitung einer Totgeburt ist das sehr bedeutsam. Andererseits sollte man Eltern in der Situation nicht damit überfordern und ihnen die Art der Bewältigung vorschreiben. Eine schöne Tradition im Bochumer St. Elisabeth-Hospital[66] ist der Einsatz des »Moseskörbchens«. Tot geborene Kinder werden von der Hebamme bekleidet und von dieser oder einem Seelsorger in einem Körbchen den Eltern ans Bett gebracht. Situations- und personenabhängig können die Eltern nun selbst entscheiden, ob und wann sie den Kontakt mit ihrem Kind intensivieren möchten, es vielleicht näher heranholen oder auch auf den Arm nehmen und somit annehmen. Außerdem werden Fotos und manchmal Fußabdrücke gemacht. Möchten die Eltern diese zunächst nicht haben, so verbleiben sie in der Krankenakte und können gern auch zu einem späteren Zeitpunkt abgeholt werden.

Auf der Internetseite der verwaisten Eltern gibt es eine ausführliche, sehr sensible und anschauliche Beschreibung zum Einsatz des Moseskörbchens.[67]

Fakt ist, dass dieses Kind gelebt hat. Warum sollte es keinen Namen bekommen? Gehen Sie nicht einfach zur Tagesordnung über. Hören Sie in sich hinein, wie viel Raum Sie zum Trauern brauchen. Können Sie das allein bewältigen oder brauchen Sie kompetente Ansprechpartner? Machen Sie sich gegebenenfalls auf die Suche nach einer Begleitung oder einer Selbsthilfegruppe. Im Anhang finden Sie dazu hilfreiche Adressen.

»Unser Sohn Linus hatte eine Chromosomenstörung, man sagte uns schon vorab, dass er nach der Geburt rasch versterben würde. Insgesamt hatten wir eine sehr erfüllte Zeit miteinander, wenn auch nur für etwa 30 Stunden. Die Ärzte und Schwestern haben uns alle bewundert, weil sie so etwas noch nie erlebt haben. Oft werden kranke Kinder abgetrieben oder sie erzählten, dass manche Eltern ihre Kinder einfach dalassen, bis sie dann gestorben sind. Für uns war es selbstverständlich, unseren Sohn zu begleiten, wenn dann sollte er ›entscheiden‹, wann seine Zeit gekommen ist. Als er sich verabschiedete, schaute er uns beide an und schlief in unserem Arm ein. So traurig und verloren habe ich mich noch nie gefühlt. Uns wurde das Liebste, was wir hatten, aus der Hand gerissen. Wir wussten es ja schon vorher, aber auf diesen Moment kann man sich nicht einstellen.« – Vanessa (34)

»Nach dem überraschenden Tod unserer Tochter Alina kurz nach der Geburt und unseres Sohnes Timon durch Leukämie besuchten wir eine Gruppe für trauernde Eltern. Wir empfanden es als sehr wohltuend, uns in unserem Schmerz verstanden zu wissen. Gruppentreffen sind Zeiten mit unseren verstorbenen Kindern, sie stehen im Mittelpunkt. Da gibt es einen Raum, in dem Menschen wissen, jetzt ist Jahrestag, und fragen: ›Wie

geht es Euch nach sieben Jahren?‹ Ich kann kaum erzählen, was es uns alles bedeutet, dass wir mit Menschen reden können, die unseren Schmerz verstehen.« – Birgit (42) und Klaus (42)

Doch auch Eltern, die ihr Kind durch eine Fehlgeburt verloren haben, brauchen Raum zum Trauern und Abschiednehmen. Auch wenn der kleine Mensch nur sehr kurz auf dieser Erde gelebt hat, braucht es in aller Regel einen Raum der Verarbeitung. Und dieser kann sehr unterschiedlich aussehen. Inzwischen gibt es in vielen Städten ein Angebot, auch fehlgeborene Kinder zu bestatten.

Bestattung des Kindes

In Deutschland gibt es eine Bestattungspflicht für Kinder ab 1000 Gramm. Bei tot geborenen Kindern zwischen 500 Gramm und 1000 Gramm gibt es ein Bestattungsrecht. Leider gibt es bis heute keine bundeseinheitliche Regelung[68]. Manche Gesetze der Bundesländer sind auch noch nicht aktualisiert. Dennoch hat sich in den letzten Jahren vieles zum Positiven verändert. Zumindest in den Großstädten gibt es für tot geborene oder fehlgeborene Kinder eigene Grabstätten auf Friedhöfen.

Wenn Sie dies mit einem wehmütigen Auge lesen und denken, dass Sie das damals auch gebraucht hätten, dann lassen Sie sich einladen, einen Weg zu finden, wie Sie das für sich zumindest teilweise nachholen können. Die Bochumer Krankenhausseelsorgerin, Ursula Heckel, berichtet[69], wie positiv Eltern die dort angebotenen vierteljährlichen ökumenischen Trauergottesdienste mit anschließender Beisetzung für Kinder, die während der Schwangerschaft verstorben sind, annehmen. Sie nutzen diese hilfreiche Gelegenheit selbst dann, wenn ihr Kind weitaus früher verstorben ist und finden so einen Ort der Verarbeitung. Die Beisetzung aller fehl- und tot geborener Kinder aus den Krankenhäusern – unabhängig von deren Nationalität und Religion – erfolgt in vierteljährlichem Rhythmus auf einem speziellen, durch eine Lichter-Stele gekennzeichneten Gräberfeld in Gemeinschaftssärgen. Innerhalb des Sarges hat jedes Kind, durch Seidentücher abgegrenzt, seinen eigenen Bereich. So kann man für sich einen Ort ausfindig machen, auch wenn es ein symbolischer ist: ein Ort der Trauer, des Abschieds, aber auch ein Ort der Begegnung mit anderen Eltern. Viele Städte bieten inzwischen ähnliche Angebote an. Adressen erhalten Sie beim Bundesverband Verwaiste Eltern in Deutschland e. V.[70].

> *»Unser Kind verstarb vier Tage nach seiner Geburt, völlig überraschend erklärte sich unsere Gemeinde bereit, die Bestattungskosten über einen Topf für Sonderausgaben zu finanzieren. Uns hat das sehr berührt, wie Geschwister auch auf diese Art und Weise mitgedacht, uns aufgefangen und Anteil genommen haben.«* – Tobias (35)

> *»Die eigenen Kinder zu beerdigen, ist wahnsinnig schwer. Sie sind deine eigene Zukunft – das Schwerste, was dir passieren kann. Und du möchtest sie doch behüten. Du kannst beim Tod deines Kindes nur eine Minute nach der anderen überstehen, irgendwann ist es eine Stunde, dann ein Tag, es dehnt sich langsam, immer mehr. Anfangs ist man froh um jede Minute, die man verschlafen hat.«* – Birgit (42)

Im Internet gibt es auch immer wieder Angebote, eine Gedenkseite für fehl- oder tot geborene Kinder – sogenannte Sternenkinder – zu gestalten. Ein Verzeichnis von Internetseiten mit diesem Schwerpunkt gibt es im Anhang.[71]

> *»Unsere Tochter Alina verstarb völlig überraschend durch eine zuvor nicht erkannte schwere Fehlbildung des Herz-Kreislaufsystems nur Stunden nach der Geburt. Insbesondere ihre beiden Geschwister, die sich so sehr auf den Nachwuchs gefreut hatten, verstanden die Welt nicht mehr. Damit sie das Geschehen besser verarbeiten konnten, nahmen wir uns mit der Bestattung fünf Tage Zeit und haben unsere Tochter täglich beim Bestatter besucht. Die Geschwister konnten ihr ein Spielzeug mit in den Sarg legen, Fotos machen, ihr den Himmel*

und die Sterne zeigen. Wir erklärten ihnen: ›Die Seele gibt dem Körper die Wärme, daher ist sie so kalt.‹ So konnten die Geschwister es erst fassen und Abschied nehmen.« – Birgit (42) und Klaus (42)

»Vor einigen Jahren erhielt ich die Geburtskarte einer befreundeten Familie. Ihre Tochter war wenige Stunden nach der Geburt überraschend im Krankenhaus verstorben. Die Karte enthielt ein Foto, Geburtsdaten wie andere Geburtsanzeigen auch. Darüber hinaus machten die Eltern auch ihrer Trauer Luft, dass ihr kleines Mädchen so früh gegangen war. Immer wieder einmal denke ich an diese Karte und an den Mut, den es erforderte, sie zu verschicken. Eigentlich sollte es eine Selbstverständlichkeit sein – wider das Verschweigen, wider das Vergessen!« – Ute (40)

Die Zeit der Trauer

Wie jemand trauert und wie tief er etwas empfindet, ist allein seine Sache. Kein Kind kann ein anderes ersetzen, daher ist es beim Verlust eines Kindes niemals hilfreich zu hören: »Ihr seid ja noch so jung, ihr könnt noch mehr Kinder bekommen.« Menschliche Trauer folgt keinem pauschalen Muster. Sie ist individuell und hängt damit zusammen, welche Erfahrungen jemand gemacht hat und in welcher Kultur er aufgewachsen ist. In anderen Ländern gibt es manchmal eine regelrechte Trauerkultur. Da ist es ganz klar, dass man für eine definierte Zeit zum Beispiel schwarz trägt. Manche Völker weinen und klagen sehr laut, wenn jemand verstorben ist. Bei anderen müssen bestimmte Rituale eingehalten werden. Hier bei uns gibt es das heutzutage kaum noch. Viele alte Bräuche sind der Moderne zum Opfer gefallen. Alles hat jedoch Vor- und Nachteile: Einerseits wird man nicht in ein Schema gepresst, das einem innerlich nicht entspricht; andererseits empfinden sich manche auch wie im schwerelosen Raum. *Was ist denn nun angemessen? Werde ich dem Verstorbenen und/oder meinem Umfeld in meiner Trauer gerecht?* Einerseits möchte man nicht als unsensibel gelten und womöglich zu rasch zur Tagesordnung übergehen. Andererseits sehen es Außenstehende mitunter so, als stecke ein geliebter Mensch in der Trauer fest und wäre durch nichts und niemanden da wieder herauszubewegen. Betroffene, meist Mütter, die ihr Kind verloren haben, beschreiben diesen Zustand zum Teil so, dass ein Teil von ihnen fehle. Die gesamte Schwangerschaft über waren sie buchstäblich mit dem Kind ein Herz und eine Seele, und nun ist sie fort, die fleischgewordene Liebe. Zurück bleibt ein tiefes Loch, aus dem man gar nicht mehr herauskommen möchte. Erfahrene verwaiste Eltern betonen, dass man oft mindestens ein Jahr ohne den geliebten Menschen durchleben muss, bis man diese unendlich traurige Tatsache einigermaßen begriffen hat und wieder ein Stück weit nach vorn sehen kann. Auch der Glaube an Gott und das Vertrauen auf ihn kann zutiefst erschüttert sein. Die Vorstellung, sich noch einmal auf ihn einzulassen, ohne Vorbehalte und in der Zuversicht darauf, dass er es gut meint, erscheint so derart unmöglich, als wenn man den Grand Canyon mit einem Sprung überwinden sollte. Unendlich weit weg kann der liebevolle Gott in solchen Momenten empfunden werden. Tiefster Schmerz, Enttäuschung, Ärger und Wut toben sich aus – meist innerlich. Oder darf man auf Gott ganz offen sichtbar wütend sein? Tatsache ist, dass es Gott in jedem Fall nicht verborgen ist, wie es uns geht. Von daher nützt es auch nichts, Gefühle vor ihm verbergen zu wollen. Andererseits – was in aller Welt tut man denn, wie geht es weiter, wenn die bohrenden Fragen einen Tag für Tag quälen? *Warum nur hat er bei unserem Kind kein Wunder getan?* Wenn man das Gefühl hat, dass die Ungerechtigkeit dieser Welt zum Himmel schreit, die besten Freundinnen schon wieder schwanger sind, so wie damals auch bei der ersten Fehlgeburt. Wie alt sind deren Kinder noch gleich? So alt wäre das eigene nun auch. Aber dass sie nun bald wieder ein Baby im Arm halten werden – und das eigene nicht leben durfte – ich glaube, diesen abgrundtiefen Schmerz kann niemand ermessen. Welche Wege aus so einer tiefen emotionalen Trauer herausführen, ist schwer zu sagen. Der Prozess einer Trauerarbeit durchläuft unterschiedliche Phasen, die zum Beispiel in Anlehnung an die Sterbephasen ebenfalls von Elisabeth Kübler-Ross[72] beschrieben wurden: Nicht-wahrhabenwollen, Zorn, Verhandeln, Depression, Zustimmung. Manchen Eltern hilft es, wenn sie die traurige Geschichte immer und immer wieder erzählen dürfen, in ihrer Umgebung Verständnis und offene Ohren finden. Andere leben langsam auf, indem sie das erlebte Trauma anders verarbeiten: Sie schreiben Tagebücher, malen oder laufen sich den Schmerz buchstäblich von der Seele. Wenn die Beziehung zu Gott gestört ist, kann das einen gläubigen Menschen sehr blockieren.

»Mir hat einmal in einer Situation, in der ich mich sehr verletzt und von Gott alleingelassen fühlte, Folgendes geholfen: In einem Segnungsgottesdienst hatte ich das Empfinden, dass es an der Zeit wäre, dass ich unter dem Schmerz über das Erlebte nicht länger leiden und dass meine Beziehung zu Gott heil werden müsste. Allerdings steckte ich noch vollkommen darin fest und sah zu dem Zeitpunkt keinen Weg hinaus. Ich hatte den Eindruck, dass ich für mich beten lassen sollte. So ging ich nach vorn und betete mit einem Mitarbeiter. Dabei brachte ich Gott meine ganze Traurigkeit, Enttäuschung und den Unglauben, dass ich der Meinung war, an dem, was durch die Situation an Schaden entstanden wäre, sei eh nichts mehr zu kitten. Gott gegenüber drückte ich dann sachlich – theoretisch (!) – meinen Glauben aus, dass er das wieder in Ordnung bringen könnte, wenn ich auch keinerlei Ahnung hätte wie. Und daraus machte ich damals keinen Hehl. – Es dauerte fast ein Jahr, bis Gott mir diese Gebetserhörung überraschend auf einem Seminar schenkte. Ich kann heute sagen, er hat es wirklich gut gemacht. Ich empfinde keinen Schmerz mehr, und das Vertrauen zu ihm ist wieder voll da.« – Kirsten (45)

»Ich habe mich gestern nochmals mit meinem Mann zusammengesetzt, und wir haben uns über unseren Stunden nach

der Geburt verstorbenen Sohn unterhalten. Mir ist aufgefallen, dass uns als Ehepaar unsere ›Seelenverwandtschaft‹ fehlt. Mein Mann kann manches verstehen, aber nicht nachvollziehen, und das ist es auch, was für mich noch belastend dazukommt und es mir schwer macht, mich mit meinem Empfinden und meinem ganzen Sein zu öffnen. Die Traurigkeit über den Verlust unseres Sohnes Linus begleitet mich wahrscheinlich noch lange. Aber es hat mich irgendwie auch getröstet, als mir klar geworden ist, dass Linus bei Gott gut aufgehoben ist, er ist schon mal vorgegangen und wartet auf uns.« – Vanessa (34)

»Wir haben uns nach dem Tod unseres Sohnes Timon einen Hund angeschafft, nach der Empfehlung in einem Buch[73]*: Man solle sich ein Hobby suchen, das keiner zuvor gemacht hat. So hat kein Partner dem anderen gegenüber einen Vorsprung. Dieser Rat war für uns beide sehr hilfreich und für unsere Ehe auch. Nun haben wir viel wertvolle Zeit gemeinsam.«* – Birgit (42) und Klaus (42)

»Zur Zeit meiner Fehlgeburt steckte mein Mann gerade in Prüfungsstress, trotzdem stand er mir zur Seite und trauerte mit mir. In dieser Zeit ist unsere Beziehung noch enger geworden und auch jetzt haben wir offene Gespräche über unseren Kinderwunsch, unsere Ängste und wie es ist, Gott diesen Wunsch hinzulegen. Manchmal weinen wir zusammen, weil es uns beide so traurig macht. Aber wir wissen, dass wir beide diese Zeit zusammen durchstehen können.« – Vera (33)

Ausblick – schwanger nach Fehl- oder Totgeburt

Nach einer Fehl- oder Totgeburt gehen sehr viele Frauen nicht mehr so unbeschwert in die nächste Schwangerschaft, wie sie dies ursprünglich vielleicht einmal getan hatten. Das Vertrauen in den eigenen Körper kann nachhaltig erschüttert sein. Angst und Unsicherheit beherrschen dann oft das Feld. Die Schwangere und auch der Mann können sich in einer Lauerstellung wiederfinden: Ob es wohl dieses Mal klappen wird? Und was wenn nicht?

»... wir waren unsicher, ob das Baby auch bleibt.« – Ina (40)

»Zunächst war ich in der neuen Schwangerschaft sehr verunsichert und ließ mich gar nicht auf das Baby ein. Plötzlich wurde mir klar, dass das neue Kind ja nichts dafür kann, dass das andere so früh gegangen ist. Dann änderte ich bewusst meine Haltung und nahm Kontakt zum Baby auf.« – Kerstin (33)

Unsicherheit in solch einer Situation zu empfinden, ist völlig normal und mehr als verständlich. Wichtig ist es jedoch, dem neuen Kind gegenüber deutlich zu machen, dass es willkommen ist. Für Eltern, die solche Vorerfahrungen gemacht haben, kann es auch äußerst hilfreich sein, wenn Ärzte und Hebammen sehr einfühlsam mit Ängsten und Bitten um Rückversicherungen zum Beispiel in Form von Kontrolluntersuchungen reagieren.

Unzensierte Tagebuchaufzeichnungen einer Frau über die Verarbeitung ihrer Fehlgeburt

26.7.

»Kaum zu glauben, unfassbar, irgendwie Tatsache und doch gleichzeitig so unwirklich – ich habe mein Kind verloren, es war doch noch so klein ... – Nun musste ich gestern zur Ausschabung ins Krankenhaus. Ich war sehr fragend, wie es wohl werden würde, aber ich wurde positiv überrascht. Es war wirklich vorbildlich. Ich hatte in der Tagesklinik ein Zweibettzimmer und eine super nette und menschlich geniale Krankenschwester, wir haben viel erzählt, sie hatte auch zwei Fehlgeburten nach ihrer Tochter. Das Reden mit ihr hat viel Zeit verbracht, so war es bald halb neun und das Zäpfchen zur Öffnung des Muttermundes hatte schon seit sieben Uhr gewirkt. Gott war gnädig, ich habe gar nichts vom Zäpfchen gemerkt, keine Schmerzen, keine Blutung, keine Wehen. Das

war echt mein größter Horror gleich zusammen mit dem Legen der Infusionsnadel. Gegen neun Uhr bekam ich noch eine Mitbewohnerin, eine Krebspatientin zur Ausschabung, der ging es viel schlechter als mir. Bei ihr bestand nach fünf Jahren der Verdacht, dass der Krebs zurückgekommen sei. Bei mir ist es nach der Ausschabung wenigstens vorbei, bei ihr geht's möglicherweise dann erst los. Viertel nach neun hab ich meine Beruhigungstablette genommen und dann nur noch geschlafen. Ich weiß nichts mehr, bis sie mich in den OP gefahren haben. Ich hatte eine nette Narkoseärztin, sie haben mich im Vorraum gewärmt und durch eine kleine Unterhaltung abgelenkt. Zur Operation wurde ich erst gelagert, als ich schon schlief, so musste ich nicht wach mit gespreizten Beinen im Operationssaal liegen. Bin auch erst um halb zwei wieder richtig wach geworden, obwohl die OP gegen zwölf Uhr war. Auf der Station gab es bald frische belegte Brötchen und Kaffee, ich hab mich dann angezogen, weil es kaum geblutet hat, und hatte schon um sechzehn Uhr meine Nachuntersuchung (Ultraschall). Dann haben mein Mann und Jonas mich abgeholt. Er hat nur geschrien, denn er war von halb acht bis 15 Uhr bei der Tagesmutter, und ihm fiel dann ein, dass er mal trinken könnte, aber nicht durfte, weil ich noch nicht abgepumpt hatte. Das hab ich dann im Auto gemacht und zu Hause hatte er sein Erfolgserlebnis und war wieder kuschelig. Es war so gut, dass er da war, man kann ihn jederzeit kuscheln und knutschen, ohne dass er fragt, warum. An dem Tag ging es mir richtig gut, fast fröhlich. Ich hatte noch die Hebamme aus der Gemeinde angerufen, die wollte mir eine Broschüre rauslegen lassen wegen der Bestattung, aber ich hab morgens dann überlegt, dass ich die Kleine hier nicht festhalten will, sie hat nie auf der Erde gelebt, und dann muss sie da auch nicht bleiben. Aber es bleibt mein Mariechen, der Name ist halt weg, und ihre Kuscheltiere behalte ich hier. Irgendwie bin ich für Jonas traurig, ich wollte ein Geschwisterchen für ihn in kurzem Abstand. Jetzt ist er so alleine. Aber er empfindet das gar nicht so, das ist mein Ding. Irgendwas wird daran gut sein, sonst hätte Gott das nicht so entschieden.

Für meinen Mann ist Mariechen einfach weg und es geht weiter. Er kennt keine so richtige Trauer, ist aber gerührt, wenn ich die Schwangerschaftstests zusammentrage und aufklebe, und wenigstens die Überweisung und Diagnose kopiere, damit es einen Beweis gibt, dass diese Schwangerschaft existierte. Im Schall sieht man ja fast nichts, das kann alles sein, aber es ist kein richtiges Kind zu sehen. Ich habe ein Foto aus dem Urlaub dazugeklebt, auf dem wir noch zu viert sind. Mariechen gehört weiterhin dazu, auch wenn mein Mann damit nicht viel anfangen kann. Ich werde es Jonas irgendwann mal sagen, wenn er erwachsen ist oder seinen ersten Trauerfall erlebt hat. Ich selber existiere übrigens auch eigentlich nicht, vor mir war eine Bauchhöhlenschwangerschaft. Wenn die ausgetragen worden wäre, gäbe es mich nicht. Das fiel mir gestern ein. So ist es schade für das Mariechen, aber vielleicht freut sich bald ein anderes Kind, dass es leben darf, was sonst nicht leben dürfte. Das ist ein komischer Gedanke, aber bei mir selber ist es ja so. Und ich habe nie über mein Geschwister nachgedacht, es war nie real existent für mich. Insofern hat mein Mann vielleicht recht, dass man Jonas damit nicht belasten sollte, es ist unsere Trauer.

27.7.

Gestern hatte ich wieder angefangen, die Pille zu nehmen. Ich hatte den Eindruck, als rutschte ich in ein Hormonloch, so wie am zweiten/dritten Tag nach der Entbindung. Hab am Freitag total geschwitzt, das war nach Jonas auch so, ich denke, da glühen die SS-Hormone aus, und dann kommt das Loch, aber das ist ja immer so. Und irgendwie wollte ich nicht, dass gleich im nächsten Zyklus das Mariechen verdrängt wird, und dachte mir, dass die Östrogene einen vielleicht abfangen, seelisch. Aber abends dachte ich dann, ich will auch nicht in einen Lebensverhinderungszustand reinkommen und eine Trauer länger festhalten, als sie der Körper für sich alleine bestimmt und braucht. Manchmal denke ich, dass ich innerlich noch gar nicht für eine neue Schwangerschaft bereit bin. Aber mein

Mann ist eh rücksichtsvoll und meinte, er wird ein Vierteljahr nichts verursachen. Da ist er klasse. Ich denke, das muss von innen kommen, dass man wieder bereit wird für eine neue Schwangerschaft. Irgendwann wird man es merken, da bin ich mir sicher.

Im Internet sehe ich viele Berichte von Eltern, die ihre Kinder verloren haben, aber da bleiben die Betroffenen oft in der Trauer hängen, oft auch nach viel schlimmeren Erfahrungen als bei mir. Das will ich aber auch nicht. Es will und soll und darf weitergehen. Ich finde es schade, dass ich »nicht dabei« war, als mein Mariechen gestorben ist, ich hab sie einfach nicht bemerkt und somit alleine gelassen, aber auf der anderen Seite weiß ich nicht, ob sie jemals einen Herzschlag hatte. Das ist alles so vage. Dennoch denke ich, dass eine vollkommene Seele existiert, die bei Gott ist und jetzt in einem Ewigkeitskörper ist, auf dem direkten Weg sozusagen. Da geht es ihr gut und ich denke, sie hat nichts davon, wenn ich künstlich länger trauere als mir danach ist. Es schwankt noch ab und zu, gestern Abend war wieder schlimm, aber ich hatte den Eindruck, das war mehr, weil ich so müde war und so hormonig. Einfach erschöpft irgendwie. Ich bin froh, dass das Geistliche gleich geklärt war, dass ich am Mittwoch da totale Klarheit hatte und Mariechen bewusst an Jesus abgeben konnte und das auch ausgesprochen habe. Meine Seele kommt zwar noch etwas langsamer nach, aber es ist absehbar, dass es heilen wird und keine chronische Krankheit wird, da ich sie ja an Gott abgeben konnte. Das ist mir total wichtig. Ich habe das Gefühl, dass diejenigen, die drin hängen bleiben, mit Gott und dem Schicksal hadern, dass das das Schlimmere ist. Ich kann das durchaus verstehen, wenn jemand sechs Jahre Hormontherapie hatte und dann mit 39 seine einzige Schwangerschaft verliert in der 35. SSW, ich will da nichts drüber sagen und ganz und gar nichts bewerten. Aber mir ist halt aufgefallen, dass das Schlimme und Andauernde ist, wenn man kein Ja dazu finden kann. Und da bin ich halt froh, dass ich das gleich haben durfte, aus Gnade. Dann kann die Wunde heilen, wenn sie auch Zeit dafür braucht. Werde mich noch mal hinlegen, meine Männer sind mit dem Bus in die Stadt zum Einkaufen gefahren, und so kann ich denken, verarbeiten, und einfach für mich sein, das brauch ich jetzt.

Ich habe mir eben dieses Buch ›Leise wie ein Schmetterling‹[74] *bestellt, demnächst erscheint es auch als Hörbuch. Ich merke aber, dass ich irgendwie an ein ganz neues Grenzgebiet gestoßen bin, das schwer zu verstehen ist. Es schillert so zwischen sichtbarer und unsichtbarer Welt, dass man auch als Christ seine Schwierigkeiten damit hat. Auf der einen Seite ist eine Fehlgeburt so unbeeinflussbar, manchmal auch bei bestimmten Gendefekten zwangsläufig zum Tod führend und kommt so häufig vor, dass man nicht einfach sagen kann, dass es etwas ganz Schlimmes und Verkehrtes ist, dass es zum Beispiel ›Folge vom Sündenfall ist und der Mensch selber irgendwie Schuld daran hat‹, das wäre zu platt und lieblos ausgedrückt. Stattdessen denke ich sollte es denn etwas Lehrreiches haben, was gut für einen ist, es zu erleben, denn alle Dinge müssen zum Besten mitwirken? Auf der anderen Seite erlebt man es selbst erst mal als sehr schlimm, schwankt immer wieder zwischen der ›Statistik‹ (jede x. Schwangerschaft) und dem einzigen, eigenen Kind. Und auf einer noch anderen Seite verbindet es mich umso mehr mit Jesus, dem Hüter des Ungeborenen, bei dem es jetzt ja ist und gut aufgehoben ist. Er wird auf einmal reale Tagesmutter, himmlischer Vater, vorausgegangener Wohnort und Sehnsuchtsort, da man sich dann das erste Mal sehen kann. Ich bin so gespannt, mein Mariechen zu sehen, sie ist bestimmt hübsch. Der Himmel ist nicht mehr leer und weit weg, sondern ein Teil von mir ist schon da. Und das, obwohl ich noch lebe und noch gar nicht am Sterben bin. Auf einmal ist der Himmel nicht mehr ein Ort, an den ich gehen muss, wenn ich sterbe, sondern ein Ort, an dem ein Teil von mir jetzt schon lebt, obwohl ich doch gar nicht gestorben bin, nicht krank bin, und noch eine Weile hier bleiben soll. Auf einmal ist Himmel nicht mehr Tod, sondern Leben, weil mein Kleines dort schon lebt. Und auf einmal hat man dort, in der Wohnung, die er für uns bereitet, schon etwas ganz, ganz Wichtiges, nämlich das*

Mariechen, auf das man sich freuen kann. Der Himmel ist nicht mehr das Bedrohliche, Fremde, Entfernte, Tote, ... sondern ein warmes, helles, geborgenes Kinderzimmer, voller Leben, Quietschen, Neugier und Kuscheltieren, und mein Mariechen ist dort fröhlich und wartet auf mich, und hoffentlich auch auf seinen Papa. Ich denke, sie wird alles dran setzen, dass auch der Papa dort hinkommt und sie sich kennenlernen werden. Da bin ich sicher, dass sie dort oben viel mehr ausrichten kann als hier. Sie will uns ja wiederhaben. Die Wohnung, in die wir gehen werden, wird real, bekommt Gesicht und Namen, man ist dort gar nicht alleine, sondern die eigenste Familie ist schon dort fröhlich beisammen und feiert und wartet. Da muss auch die Mutter, der Angsthase, die Angst davor verlieren, dass sie dort mal hin ›muss‹. Auf einmal bin ich der Schisser und mein Kleines so mutig. Ganz komisch. Und dann ist es wieder so unrealistisch, ›sei kein Weichei, fang nicht an zu spinnen, das passiert Millionen von Frauen, nun leb mal wieder hier unten‹. – Es öffnet einem irgendwie eine andere Dimension, der Himmel kommt näher, weil das neue Kinderzimmer jetzt dort ist und das neue Kinderbett jetzt auch dort steht, und unsere Wohnung hat auf einmal eine Wendeltreppe bekommen in die erweiterte Himmelswelt, wo unser Kleines lebt. Nur können wir noch nicht hin. Aber ich bekomme eine sehr reale Vorfreude, dass mich im Himmel real etwas erwartet: Mein Mariechen war so tapfer und ist ohne Angst einfach schon mal hingegangen, wie Kinder eben alles ausprobieren, weil sie vor nichts Angst haben. Und da hat sie halt die Tür zu Jesus entdeckt und ist durchgeschlüpft. Die kleine Maus! Warum macht sie denn so was? Aber offensichtlich gefällt es ihr dort, sonst wäre sie ja nicht durchgekrabbelt. Ich habe meinen Mann gefragt, ob wir den 1. 6. oder den 24. 2. behalten wollen als Tag für das Mariechen. Am 1. 6. ist sie wahrscheinlich gezeugt, und am 24. 2. wäre errechneter Termin gewesen. Er meinte, wir sollten den 1. 6. behalten. Da hat Mariechen Geburtstag. Man hat ja ein bisschen Sorge, dass man anfängt zu spinnen, aber ich finde das viel tröstlicher, als einfach ›weg und fertig‹ zu sagen.

Das geht gar nicht, und dazu leuchtet die himmlische Welt auch viel zu doll vor meinem Herzen auf. Wahrscheinlich wird es nicht immer so intensiv sein wie jetzt, aber wahrscheinlich wird es, wie bei Trauerfällen auch andere Trauerfälle wieder anklingen, immer mal wieder intensiviert werden, dass man doch weiß, dort wartet jemand auf einen. Zumindest will ich mein Mariechen nicht vergessen.

Übrigens schläft Jonas jetzt durch, schon seit vier Nächten, er trinkt nur noch morgens und nachmittags. Nachts hab ich noch zu viel Milch, daher muss ich dann doch aufstehen und das Zuviel ausstreichen, dann geht's gerade so bis morgens, dann bin ich auch froh, wenn sechs Uhr ist, aber das wird sich in ein paar Tagen ja geben. Ich denke, heute war der schlimmste Tag, und ab morgen wird es besser. Wir fahren nun Sonntag in den Urlaub für eine Woche.

12.8.
Mir geht's ganz gut, ich bin jedoch sehr herbstmüde, wahrscheinlich auch noch durch die Hormonumstellung, hab das mit der Trauer weitgehend rausgelassen und es ist im Alltag jetzt o. k. Nur wenn ich andere trauern sehe, dann ist das wie bei 'ner Beerdigung, dann tun einem alle Verluste auf einmal wieder weh, von Oma über das Kind von meiner Freundin und dann auch das Mariechen, das wird im Alter immer mehr, je mehr Menschen man verloren hat. – Aber so komisch und undenkbar das jetzt klingt, ich bin irgendwie auch froh, dass es nichts geworden ist, denn ich bin einfach so ›grundmüde‹, dass ich gerne ein Jahr Pause hätte. Jonas ist ja auch noch nicht mal zwei. Da mein Mann gerne ein zweites bald hätte, und ich irgendwie angesprochen war von dem Buch ›Leise wie ein Schmetterling‹, in dem es darum ging, dass es eine Zeit des Gebärens gibt (alles hat seine Zeit), will ich's aber nicht selber bestimmen, sondern einfach wirklich Gott überlassen, ob oder wann ein anderes Kind kommen wird. Bin aber froh, wenn es noch dauert und sag ihm *das auch. Er soll es richtig machen. Im Frühling sieht es sicher schon anders aus.*

2½ Jahre später

Nachtrag: Unser zweiter Sohn Lukas wurde dann doch relativ bald, im zweiten Zyklus nach Mariechen gezeugt. Wir hatten innerhalb von 30 Tagen nur einmal Sex – und das in der Stillzeit bei unregelmäßigem Zyklus. – Dies war für mich persönlich die Gebetserhörung, dass Gott entscheidet, wann ein weiteres Kind kommen soll – und dass er mir auch zur Seite steht, wenn ich mich schwach und müde fühle. Rückblickend ist aus der Fehlgeburt, die nun schon einige Jahre zurückliegt, wirklich keine chronische Krankheit geworden – und ich bin so froh, dass es Lukas gibt, er ist wirklich einzigartig!« – Christin (38)

8. Endlich doch noch schwanger?!!

Kurzer Überblick zu Verhaltensweisen in der Schwangerschaft

Und wenn es nun doch noch klappt? Der Schwangerschaftstest ist positiv, der erste Ultraschall zeigt, dass tatsächlich jemand Einzigartiges entstanden ist. Oft kommen dann Fragen über Fragen: Was können wir tun, um das neue Leben bestmöglich zu unterstützen? Was sollte man in einer Schwangerschaft besser vermeiden? Die Verunsicherung ist oft groß, gerade wenn es so lange gedauert hat, bis dieser Gast auf Erden, der uns ja nicht gehört, endlich eingetroffen ist. An dieser Stelle sollen ein paar grundlegende Dinge weitergegeben werden:

Ernährung

Essen Sie in der Schwangerschaft nicht für zwei Personen. Das Kind erhält alle lebenswichtigen Nährstoffe über die Nabelschnur direkt von der Mutter. Zu Beginn seines Lebens ist der Neuankömmling noch winzig klein und kann bequem bei ihren normalen Mahlzeiten »mitessen«. Und selbst gegen Ende der Schwangerschaft, wenn die Hauptgewichtszunahme stattfindet, ist es nicht notwendig, die Nahrungsaufnahme zu verdoppeln. Viel wichtiger ist, *was* Sie essen: Meiden Sie rohes Fleisch (zum Beispiel Mett, Tartar oder Steaks, die nicht durchgebraten sind) und rohen Fisch (zum Beispiel geräucherten Lachs). Dazu gehören auch alle anderen geräucherten Produkte (zum Beispiel roher Schinken oder Salami). Diese können unterschiedliche Krankheitserreger (zum Beispiel Salmonellen, Toxoplasmose-Erreger, Listerien und anderes) übertragen, die dem ungeborenen Kind gefährlich werden könnten. Gleiches gilt für Weichkäse und Produkte aus Rohmilch. Auch sie können bestimmte Bakterien (vor allem Listerien) enthalten, die dem Kind schaden könnten. Letztere haben im Winter 2010 traurige Berühmtheit erlangt, als in Deutschland und Österreich mehrere Menschen nach dem Genuss von kontaminiertem Käse verstorben sind[75]. Bei diesen Einschränkungen geht es also nicht um eine unbegründete Übervorsicht. Tatsache ist vielmehr, dass das ungeborene Kind sich gegen die meisten Krankheitserreger noch nicht schützen kann. Und leider stellt auch der Mutterkuchen nur einen gewissen Schutz dar, da er für viele Keime leicht überwindbar ist. Bedauerlicherweise berichten Schwangere immer wieder von gut gemeinten Kommentaren erfahrener Mütter, die »auch alles gegessen haben« und ein gesundes Kind zur Welt gebracht haben, wenn sie versuchen, sich an diese Ernährungsregeln zu halten. Ja, sicherlich möchte niemand in der Schwangerschaft in einem Glaskasten sitzen und es ist auch klar, dass man sich nicht vor allen Gefahren im Leben schützen kann. Andererseits ist die Tatsache, dass jemand nicht angeschnallt beim Autofahren keinen Unfall hatte und das Auto ohne Verletzungen verlassen hat, noch lange kein Grund, dauerhaft ohne Gurt zu fahren, und dies auch noch anderen weiterzuempfehlen. Vielleicht mag das ein wenig überspitzt klingen, jedoch besteht auch keine Veranlassung, leichtsinnig Infektionen des Babys zu riskieren. Eine Schwangere hat in unseren Breitengraden noch hinreichend Möglichkeiten, sich ausreichend und abwechslungsreich zu ernähren, auch wenn sie vorübergehend auf bestimmte Lebensmittel verzichtet.

Trinken und andere Genussmittel

Unzählige Getränke stehen zur Auswahl, was ist in der Schwangerschaft ratsam? Nun zunächst einmal ganz einfaches Wasser mit oder ohne Kohlensäure. Ob Sie Leitungswasser genießen können, hängt unter anderem auch von der Wasserqualität an Ihrem Wohnort und von der Beschaffenheit der verlegten Rohre ab (Vorsicht bei alten Bleileitungen!). Auskunft zur Wasserqualität erhalten Sie bei den Wasserwerken. Bei dem eher gelegentlich ratsamen Verzehr von Gemüse- oder Fruchtsäften sollten Sie unter anderem beachten, dass Fruchtsaft Fruchtzucker enthält. Er sollte vor allem von Schwangeren mit Blutzuckerproblemen/ Schwangerschaftszucker mit Vorsicht genossen werden! Viele weitere Detailfragen beantwortet der gesunde Menschenverstand, wenn man sich überlegt, in welchen Situationen bestimmte Säfte sonst getrunken werden: Zum Beispiel wäre von Sauerkrautsaft, der Durchfall auslösen kann, abzuraten. Tee an sich ist in den meisten Fällen gut möglich. Bedacht ist bei Kräutertees geboten, die spezielle Nebenwirkungen in sich tragen können. Das wird deutlich, wenn man sich die bunte Palette von Kräuter- und Heiltees ansieht. Sogar in der Stillzeit sind manche Tees mit Vorsicht zu genießen: Salbei und Pfefferminze wirken abstillend, während Rooibostee eine Milch fördernde Wirkung entfaltet. **Grundsätzlich gilt für alle Unklarheiten, dass auch hier der behandelnde Arzt, die Hebamme oder auch ein Apotheker (Tees werden ja auch als Arzneien vertrieben) angesprochen werden sollte.**

Zu Kaffee und schwarzem bzw. grünem Tee gibt es uneinheitliche Aussagen. Relative Übereinstimmung findet sich dahin gehend, dass keine großen Mengen davon in der Schwangerschaft und Stillzeit konsumiert werden sollten.[76] Die Deutsche Gesellschaft für Ernährung kommt daher zu folgendem Fazit: »Ergebnisse von epidemiologischen Untersuchungen lassen den Schluss zu, dass von moderatem Kaffeekonsum (pro Tag Koffein bzw. < 5–6 mg Koffein/kg KG bzw. 3 Tassen Kaffee) während der Schwangerschaft keine negativen Wirkungen zu erwarten sind.«[77] Andererseits sollte das Wissen darüber, dass Koffein eine pharmakologisch aktive Substanz ist, und über den Mutterkuchen zum Kind gelangt, zu einem überlegten Umgang mit solchen Genussgetränken führen. Ich kann für meinen Teil sagen, dass es auch eine gute Erfahrung war, für den Zeitraum von Schwangerschaft und Stillzeit einmal bewusst eine Kaffee-Auszeit zu nehmen.

Alkohol, Nikotin & Co.

Sehr eindeutig sind die Warnungen vor dem Konsum von **Alkohol** in der Schwangerschaft. Alkohol ist ein Zellgift, das im empfindlichen Organismus des heranwachsenden Kindes enorme Schäden insbesondere im Nervensystem verursachen kann. Nach Zahlen des Robert-Koch-Instituts[78] ist Alkohol die häufigste Ursache angeborener geistiger Behinderung in Deutschland! Das fetale

Alkoholsyndrom betrifft demnach eines von 350 Neugeborenen und ist damit häufiger als das Downsyndrom (ein Fall auf 700 Lebendgeborene, bezogen auf alle Altersgruppen der Mütter, 1:260 bezogen auf Mütter zwischen 35 und 40 Jahren). Daher gilt das Gebot, nach Möglichkeit komplett auf Alkohol in der Schwangerschaft zu verzichten. Auch die Deutsche Gesellschaft für Ernährung kommt in ihrer Stellungnahme zum moderaten Alkoholkonsum 2009 zu der Schlussfolgerung, dass »weiterhin aus Sicherheitsgründen auf Alkoholkonsum in der Schwangerschaft verzichtet werden sollte«[79].

Wussten Sie, dass im Rauch einer Zigarette etwa 40 Stoffe enthalten sind, die Krebs erzeugen können? Wenn man nun liest, dass diese krebserregenden Stoffe sogar im Urin Neugeborener gefunden wurden, so ist das meines Erachtens ein schwerwiegender Grund, auf Nikotin in der Schwangerschaft gänzlich zu verzichten. Auf die fruchtbarkeitsschädigende Wirkung des Rauchens wurde schon im Kapitel »Diagnostik bei unerfülltem Kinderwunsch« hingewiesen. Ein weiterer Effekt von **Nikotin** ist die Verkalkung von Blutgefäßen des Mutterkuchens. Damit wird die Blutzufuhr zum Kind reduziert, das so buchstäblich kleingeraucht wird. So geschieht es, dass Kinder, die zwar am Termin geboren werden, aussehen, als seien sie zu früh geboren, sogenannte *wachstumsretardierte Kinder*. Wer als Erwachsener schon einmal eine Nikotinentwöhnung mitgemacht hat, wird auch verstehen, was für eine Zumutung jegliche Gewöhnung an Substanzen wie Nikotin und Drogen für das ungeborene Kind darstellt, das diesen Konsum ja unfreiwillig mitmachen muss, genauso sehr wie den unweigerlich folgenden Entzug spätestens nach der Geburt.

Insgesamt muss man daher sagen, dass die Auswirkungen von Alkohol, Nikotin und sonstigen Drogen auf das Ungeborene weithin immer noch fahrlässig unterschätzt werden.[80]

Medikamente

Besprechen Sie die Einnahme von Medikamenten immer mit ihrem betreuenden Arzt. Manche Arzneimittel, die sonst harmlos sind, können in der Schwangerschaft Fehlbildungen beim Baby hervorrufen. Die besonders gefährdete Zeit sind die ersten drei Monate der Schwangerschaft, während der alle Organe des Kindes angelegt werden. Traurige Berühmtheit hat das Schlafmittel Contergan in den 60er Jahren erlangt: Von Schwangeren eingenommen führte es zu schwerstwiegenden Fehlbildungen an den Armen und Beinen der ungeborenen Kinder.[81] Andererseits könnten bestimmte Präparate in der Schwangerschaft sehr sinnvoll sein, zum Beispiel wenn durch Gabe eines verträglichen Antibiotikums eine Entzündung am Muttermund behandelt werden kann, und das Kind nun nicht als Frühgeburt zur Welt kommt.

! **Tipp:** Um einer **Frühgeburt** generell **vorzubeugen**, kann die Frau zweimal in der Woche am Scheideneingang den pH-Wert kontrollieren. Bei geschlechtsreifen Frauen ist dieser normalerweise zwischen 4 und 4,4. Höhere Werte deuten auf eine Infektion in der Scheide hin. Diese Infektionen können eine Neigung zur Frühgeburt fördern. Zum Testen des pH-Wertes versenden manche Krankenkassen spezielle Handschuhsets mit Testfeld auf dem Zeitfinger. Fragen Sie bei Ihrer Krankenkasse nach, ob diese so etwas anbietet. Wenn dies nicht der Fall ist, können Sie sich kostengünstig Teststreifen in der Apotheke kaufen: pH-Teststreifen im Bereich 4–7 sind völlig ausreichend. Sie vergleichen nach dem Testen die Verfärbung mit der Skala auf der Packung. Ist der pH-Wert über 4,4 erhöht, stellen Sie sich zeitnah beim Frauenarzt vor. Dieser wird dann abklären, ob ein Infekt Ursache dafür ist und diesen umgehend behandeln.

Sport und Schwangerschaft?!

Normalerweise ist Bewegung in der Schwangerschaft eine gute Sache. Sie steigert das Wohlbefinden und hilft, überschüssige Kalorien loszuwerden, fit zu bleiben und kann sogar Thrombosen vorbeugen. Allerdings sollte nicht jede Sportart bedenkenlos in der Schwangerschaft weiter ausgeübt werden. Was Sie in Ihrem konkreten Fall beachten sollten, klären Sie am besten mit Ihrer behandelnden Frauenärztin oder Hebamme ab. Sie ist in erster Linie Ihre Ansprechpartnerin für diese Fragen. Darüber hinaus gibt es inzwischen auch ein fachlich geleitetes Internetportal zum Thema Schwangerschaft und Sport. Besonders bei speziellen und vielleicht nicht ganz alltäglichen Sportarten unterstützt dieses

Informations- und Serviceportal der Sporthochschule Köln ratsuchende Schwangere und auch Fachpersonal.[82]

Sexualität

Immer wieder wird gefragt, ob sich Mann und Frau nach der Zeugung nun sozusagen neun Monate in Sachen Sex enthalten müssten, damit sie das Kind nicht gefährden. Normalerweise nicht! Eine Schwangerschaft muss ganz und gar keine sexuell abstinente Zeit sein. Es sei denn, es gibt im konkreten Einzelfall spezielle Gegenanzeigen: Droht in der Schwangerschaft eine Früh- oder eine Fehlgeburt, so sollte man keinen Geschlechtsverkehr haben. Denn das Wehenhormon Oxytocin wird auch beim weiblichen Höhepunkt freigesetzt. Bei einer bestehenden Schwäche des Muttermunds ist eine Druckbelastung auf den Gebärmutterhalskanal rasch zu kraftvoll. Der Muttermund öffnet sich durch die Wehen von innen her reißverschlussartig, die Belastungsgrenze fällt immer mehr, es kann zur Fehl- oder Frühgeburt kommen. Der intakte Gebärmutterhalskanal jedoch ist fünf Zentimeter lang, millimeterdünn und sogar mit einem Schleimpfropf verschlossen. Er verbindet das obere Scheidenende mit der Gebärmutterhöhle. Zieht sich die Gebärmutter beim Orgasmus der Frau zusammen oder auch bei vereinzelten Wehen, so wird dieser Druck problemlos abgefangen. Auch das Kind liegt derart optimal geschützt tief im Inneren der Gebärmutterhöhle. Der Mann muss keine Sorge haben, es beim Geschlechtsverkehr zu verletzen. Lediglich kurz vor der Geburt könnten durch Geschlechtsverkehr die Wehen ausgelöst werden. Wenn die Fruchtblase schon freiliegt, bestünde eventuell die Möglichkeit, dass sie beim Verkehr platzt. Geschlechtsverkehr als Mittel zur Geburtseinleitung sollte unbedingt vorher mit der Hebamme oder dem Arzt abgesprochen werden!

! **Tipp:** Ganz andere Voraussetzungen bestehen bei einem fälschlicherweise zu tief beziehungsweise vor dem inneren Muttermund sitzenden Mutterkuchen (sogenannte *Plazenta Praevia*). Dann darf man auf gar keinen Fall Sex haben! Lebensgefährliche Blutungen könnten die Folge sein. Das Kind wird in aller Regel per Kaiserschnitt entbunden.

Zusammenfassend ist es generell empfehlenswert, mit der betreuenden Frauenärztin zu Beginn der Schwangerschaft abzuklären, ob sie spezielle Gründe sieht, die in dieser Schwangerschaft gegen Geschlechtsverkehr sprechen. Sollte man zu der Minderzahl gehören, welche die körperliche Vereinigung ruhen lassen muss, so ist es bedeutsam, nun die Paarbeziehung auch ohne den eigentlichen Geschlechtsverkehr zu gestalten. Sexualität ist weit mehr als der reine Geschlechtsakt. Berührungen, Kuscheln, miteinander zärtlich sein, Erotik, Verführung, Romantik kann dennoch Raum finden. Manche Paare nutzen diese Zeit, um den schwangeren Bauch fotografisch in Szene zu setzen. Das muss ganz und gar nicht als simples Nacktfoto geschmäht werden. Es kann Einzelheiten gezielt in Szene setzen, ohne den Blick auf die ganze Person preiszugeben. Und schließlich wäre es schön, wenn die Frau auch darauf achten würde, die Bedürfnisse ihres Partners nicht aus dem Blick zu verlieren. Ihn vielleicht mit der Hand zu befriedigen, könnte in einer vertrauten Partnerschaft ein gangbarer Weg sein.

Autofahren

Immer wieder kursieren Gerüchte, Schwangere müssten und sollten sich beim Autofahren nicht anschnallen, um das Kind nicht zu gefährden. *Das ist* **falsch** *und gesetzlich nicht erlaubt*! In Deutschland gibt es eine gesetzlich geregelte Gurtpflicht. Begründete Ursache dieses falschen Mythos' ist die Tatsache, dass bei einem Unfall der Dreipunktgurt, der über dem Bauch der Schwangeren zu liegen kommt, durch den Ruck dazu führen kann, dass sich schlimmstenfalls der komplette Mutterkuchen von der Gebärmutter löst. Damit ist die Versorgung des Kindes nicht mehr gewährleistet. Das Kind verstirbt innerhalb weniger Minuten, wenn man es nicht durch einen Notkaiserschnitt entbindet.

Aber: Es ist ganz und gar keine Alternative, sich stattdessen nicht anzuschnallen. Denn wenn eine Schwangere nicht angeschnallt einen Unfall hätte, würde sie ja beim Aufprall nach vorn gegen die Windschutzscheibe oder schlimmstenfalls nach draußen geschleudert werden. Dieses Szenario wäre womöglich noch schwerwiegender. Stattdessen ist es zum Beispiel ratsam, ein spezielles Hilfsmittel zum Anschnallen[83] während der Schwangerschaft zu verwenden, das dazu führt, dass der untere Gurt nicht quer über den Bauch läuft, sondern in einen Klettverschluss zwischen den Beinen der Schwangeren fixiert wird.

Katze, Hund und andere Tiere

Wenn Sie vor der Geburt Besitzer eines Haustieres waren, kann der Alltag mit Baby für alle Beteiligten stressig sein. Wer hat in der Familie die älteren Rechte? Wie verteilt sich die Aufmerksamkeit? Das können bedeutende Fragen sein. Ein sehr wichtiger Aspekt in Sachen Katze beginnt aber schon weit vor der Geburt. Katzen können Gastwirt eines Krankheitserregers sein, der sogenannten Toxoplasmose. Dieser Parasit findet sich in rohem Fleisch zum Beispiel von Rind oder Schwein und gelangt über die Nahrungsaufnahme in die Katze. Von dieser wird er mit dem Kot ausgeschieden. Daher sollten Schwangere mit Katzen drauf achten, die Katzentoilette von einem Dritten reinigen zu lassen oder Einmalhandschuhe dabei zu tragen. Auch über Gartenarbeit kann man sich anstecken, wenn zuvor infizierte Tiere dort ihr Geschäft erledigt haben. Toxoplasmose selbst löst bei Erwachsenen meist unspezifische grippeähnliche Beschwerden aus, kann jedoch das Kind schädigen.

! **Tipp:** Nach der Geburt ist es bei Katzen besonders wichtig, darauf zu achten, dass diese nicht in der Nähe eines schlafenden Babys sind. Sie legen sich gern auf den Brustkorb der Neugeborenen, weil diese warm sind und so schön nach Milch riechen. Fatal ist dabei, dass das Baby dabei ersticken kann, es vermag seinen Brustkorb nicht gegen das Gewicht der Katze zu heben.

Pränataldiagnostik – das perfekte Kind, bitte!?

Inzwischen sind immer ausgefeiltere Methoden zur vorgeburtlichen Früherkennung von Fehlbildungen und Erbgutstörungen verfügbar. Dies impliziert, dass alles heute machbar und nur eine

Frage des richtigen Verfahrens sei, auf kurz oder lang das »perfekte Kind« zu garantieren.

Dagegen steht, dass die Entscheidung für Kinder immer eine Entscheidung für das Leben als Ganzes ist. Es ist ein einzigartiger Mensch – von Anfang an! Ein Kind verdient es, brutto angenommen zu werden – mit allem Wenn und Aber. Niemand erhält je eine Garantie für ein gesundes Kind, weder in der Schwangerschaft noch im späteren Leben. Meiner Meinung nach sind wir aufgefordert, uns diesen Unwägbarkeiten des Lebens zu stellen. Was würden Sie zu folgender Sachlage sagen: Sie ereilt heute ein schwerer Autounfall und Sie sind für Ihr weiteres Leben an den Rollstuhl gebunden. Ihr Partner sagt plötzlich, dass er sich das Leben mit Ihnen so nicht vorgestellt hat und dass er Ihr Leben nicht mehr als lebenswert empfindet. Würde Sie das nicht unendlich schmerzhaft treffen? Wäre der Gedanke, dass jemand lebensbeendende Konsequenzen fordern würde, nicht unerträglich? Wir befänden uns auf dem unsäglichen Terrain der Euthanasie.

Das Für und Wider vorgeburtlicher Diagnostik

Wie kann man mit den modernen Möglichkeiten der vorgeburtlichen Diagnostik gut umgehen? Die Verunsicherung ist groß: Ist sie generell oder überhaupt akzeptabel? Wenn ja in welchen Fällen? Die Entscheidung für oder gegen Pränataldiagnostik ist mehrschichtig und nicht pauschal zu beantworten. Sie hängt genauso von Randbedingungen wie dem Alter der Schwangeren, Vorerkrankungen und Risikofaktoren wie von ethischen Einstellungen und Bedürfnissen der Eltern ab. Es gibt vorgeburtliche Verfahren, die sehr sinnvoll einem Kind helfen können, indem über mögliche Erkrankungen *vor* der Geburt Klarheit geschaffen wird: Bei einem ausgeprägten kindlichen Wasserkopf oder Siamesischen Zwillingen beispielsweise ist der Kaiserschnitt die einzig mögliche Entbindungsmethode. So kann die Geburt – dem Befund angepasst – vorab sinnvoll geplant werden. Spezialzentren mit der Möglichkeit einer optimalen medizinischen Betreuung sorgen dafür, dass die Erstversorgung erkrankter Kinder optimal gestaltet werden kann. Dies kann je nach Erkrankungsbild wesentlichen Einfluss auf das zukünftige Gedeihen des Kindes haben.

»Bei meiner dritten Schwangerschaft wurde keine vorgeburtliche Diagnostik gemacht. Nach einer vermeintlich normalen Geburt lief unsere Tochter Alina direkt im Anschluss an das Abnabeln plötzlich blau an. Völlig erschüttert erfuhren wir, dass sie einen Herzfehler hat und nicht lebensfähig sein wird. Sie starb nach fünf Stunden. Eine vorgeburtliche Diagnostik hätte sie nicht retten können, die Schwangerschaft selbst war jedoch unbelastet und erwartungsfroh. Nach der Geburt haben wir uns von Gott gehalten gefühlt. Zu Hause ohne Baby war es dann sehr schwer. Andere Eltern, die wir kennenlernten, hatten eine vergleichbare Diagnose schon in der Schwangerschaft erhalten und gingen durch ein Wechselbad der Gefühle. Sie hatten zwar nach der Geburt etwas mehr Zeit mit ihrem Kind, es ist aber dann doch verstorben. Es gibt nicht den *gangbaren Weg, es ist immer ein individueller ganz persönlicher. Wir haben gelernt, mit unserem Leid zu leben, Trost zu finden und den Schmerz zu tragen. In der folgenden Schwangerschaft wurde in der 21. SSW ein Spezialultraschall gemacht. Es gab Hinweiszeichen auf das Downsyndrom. Diese Spannung auszuhalten war nicht einfach. Wir wollten Timon aber auch nicht durch eine Fruchtwasseruntersuchung gefährden. Nach dem Tod von Alina war uns sein Leben – egal wie es aussehen würde – viel zu wertvoll, als dass ein Abbruch in Frage gekommen wäre. So erhielten wir die definitive Diagnose erst nach der Geburt.«* – Birgit (42)

»In der Schwangerschaft hatte ich zu viel Fruchtwasser, das wurde lange Zeit auf meinen Schwangerschaftszucker geschoben. Erst ist der 36. SSW fiel der Frauenärztin beim normalen Schwangerschaftsultraschall eine Tennisball große Struktur am Hals unseres Kindes auf. Ich erhielt einen Termin zum Spezialultraschall. Dort vermutete man einen embryonalen Tumor. Die Entbindung per Kaiserschnitt wurde in einem Kinderchirurgischen Zentrum geplant, wo unser Kind direkt

operativ versorgt werden konnte. Dies geschah drei Tage nach der Geburt. Bis heute ist der Tumor nicht mehr zurückgekommen, und ich bin unendlich dankbar, dass dies vor der Geburt rechtzeitig aufgefallen ist.« – Karin (42)

Tipp: Wenn man sich für eine vorgeburtliche Diagnostik entscheidet, sollte im Vorfeld sehr klar sein, welche Konsequenzen die jeweiligen Befunde nach sich ziehen könnten. Käme eine Abtreibung generell in Frage? Falls nicht, machte es wenig Sinn, das Kind dem Risiko einer Fehlgeburt auszusetzen.

Zudem zeigen Zahlen, dass weit über 90 Prozent der als vor der Geburt mit Downsyndrom diagnostizierten Kinder abgetrieben werden.[84]

»In der Schwangerschaft mit unserer dritten Tochter sagte mir der Frauenarzt, dass eine Fehlbildung bestehen könne, und dass er eine Fruchtwasseruntersuchung machen wolle. Ich besprach dies mit meinem Mann. Er fragte mich, ob ich das Kind gegebenenfalls abtreiben lassen wollte. Empört schaute ich ihn an und sagte, dass das für mich nie in Frage käme. Daraufhin hatte sich der Termin erledigt. Unsere Tochter kam sechs Monate später gesund zur Welt.« – Anna (48)

»Eine Abtreibung wäre für mich nie in Frage gekommen. Daher war ich zunächst sehr entschieden gegen vorgeburtliche Diagnostik. Meine Frauenärztin überzeugte mich jedoch zu bestimmten Methoden, da diese eine positive Konsequenz für mein Baby gehabt hätten, indem man Erkrankungen frühzeitig nach der Geburt hätte behandeln können. So entschieden wir uns schließlich für den Spezialultraschall und die Bestimmung des Alpha-Fetoproteins (zur Erkennung eines offenen Rückens). Beides war in Ordnung. Dies beruhigte mich für den weiteren Schwangerschaftsverlauf.« – Maren (34)

Es kann durchaus sinnvoll sein, eine Auswahl an pränataldiagnostischen Methoden zu treffen und andere konsequenterweise abzulehnen sowie die eigenen Motive genauer zu betrachten:

Eine gute Übersicht zu Fragen der vorgeburtlichen Diagnostik bietet das Faltblatt der Bundeszentrale für gesundheitliche Aufklärung[85]. Wichtig ist es, sich ausreichend Zeit zur Entscheidungsfindung zu lassen und acht zu geben, dass keine ethischen Wertmaßstäbe anderer auf die eigene Situation übertragen werden.

Was steckt hinter dem Wunsch nach Pränataldiagnostik (PND)?

- Bedürfnis, ein gesundes Kind haben zu wollen
- Angst vor dem Altersfaktor (älter als 35 Jahre)
- Vergleiche mit anderen: »Ich will auch ein gesundes Kind.«
- Bedürfnis nach »Sicherheit«
- Gegebenenfalls Möglichkeiten für eine Behandlung des Kindes schaffen
- Medizingläubigkeit – »Heute ist alles machbar!«
- Identität als Eltern: »Wir sind eine gesunde Familie.«
- Bekannter Gendefekt in der Familie
- Kind soll Familienlinie ohne Erbkrankheit fortsetzen
- Kind soll Geschwisterkind »retten«
- Behinderung in der vorausgegangenen Schwangerschaft: »Nicht nochmals!«
- Vom Arzt zur PND gedrängt (schwierige Rechtslage für den Arzt, Beratungspflicht insbesondere bei Altersindikation)

Methoden vorgeburtlicher Diagnostik

Generelle Vorbemerkungen

Kein Verfahren der vorgeburtlichen Diagnostik bietet derzeit eine hundertprozentige Sicherheit, dass Fehlbildungen oder Erbgutdefekte erkannt werden. Einige invasive[86] Methoden kommen nahe an diesen Wert heran, haben dafür im Gegenzug aber mitunter einen sehr hohen Preis. Damit meine ich keine Kosten, die sich in Euro ausdrücken lassen, sondern das Leben des Kindes selbst, also genau genommen den Höchstpreis! Denn was nutzt ein vorgeburtliches Verfahren zur Risikoabschätzung, wenn das Kind als Ergebnis der Untersuchung verstirbt? Und das unabhängig davon, ob es tatsächlich erkrankt oder völlig gesund war!

In der freien Enzyklopädie Wikipedia wird sehr richtig festgestellt:

»Wenn es um die Feststellung von Chromosomenbesonderheiten geht, gehört zum Beratungsgespräch, das der behandelnde Arzt mit der Schwangeren bzw. mit dem Elternpaar vor der Untersuchung führen muss, auch der ausdrückliche Hinweis darauf, dass es für chromosomale Besonderheiten beim Kind keine Therapie zur ursächlichen Heilung gibt, und somit im Falle eines positiven Untersuchungsbefundes letztlich nur die Annahme des Kindes mit seiner Besonderheit, die nachgeburtliche Freigabe des Kindes zur Adoption bzw. die nachgeburtliche Abgabe des Kindes in eine Pflegefamilie/ein Heim oder der Schwangerschaftsabbruch als Alternativen bestehen.«[87]

Weitere Hilfestellungen zur Entscheidungsfindung rund um dieses Thema gibt zum Beispiel der Arbeitskreis pränatale Diagnostik Münster[88].

Grundsätzlich unterscheidet man *nicht invasive* und *invasive*[89] Methoden der vorgeburtlichen Diagnostik.

Nicht invasive Pränataldiagnostik

- Triple-Test (16. SSW)
- Double-/Quadruple Test
- Ultraschall im 1. Trimenon (Nackenfaltenmessung)
- Spezialultraschall (ca. 20. SSW)
- First-Trimester-Screening
- A-Fetoprotein
- (Farb-)Doppler
- 3D/4D Ultraschall
- DNA-Geschlechtstest

Nicht invasive Methoden (siehe oben) geben als Ergebnis keine definitive Krankheitsdiagnose, sondern Wahrscheinlichkeiten zum Teil in Bezug auf ein altersgemäßes Vergleichskollektiv bekannt. Auffällige Untersuchungen können daher zur Verunsicherung der Eltern führen und zu dem Wunsch, durch weiterführende (oft dann invasive) Methoden nun doch vermeintliche Sicherheit über den Befund zu erlangen.

Den höchsten Bekanntheitsgrad in der nicht invasiven vorgeburtlichen Diagnostik hat der **Ultraschall.** Als Verfahren, das keine Strahlenbelastung mit sich bringt, erfreut er sich in der Medizin nun bereits seit Jahrzehnten großer Beliebtheit. Mehrere unterschiedliche Ultraschallverfahren werden in diesem Zusammenhang angewandt:

Im ersten Drittel der Schwangerschaft, 11.–14. SSW, kann die **Nackenfalte** des Babys ausgemessen werden. In dieser Zeit zeigt sich bei manchen Kindern eine Flüssigkeitsansammlung zwischen Haut und dem darunter gelegenen Weichteilgewebe. Für diese Messung muss das Kind strikt seitlich liegen. Nur ein speziell ausgebildeter Untersucher sollte diese Messung vornehmen, da es ansonsten bei der geringen Größe des Embryos leicht zu Fehlern kommen kann. Eine Verbreiterung der Nackenfalte geht häufiger mit Chromosomenstörungen einher, kommt aber auch bei anderen Erkrankungen vor (zum Beispiel Herzfehler, Nabelbruch, Nierenfehlbildungen, Bewegungsmangel des Kindes und vieles mehr). So kann hier nur der Verdacht auf einen Gendefekt geäußert werden. Ein Befund im Normbereich gibt andererseits keine Garantie, dass *keine* Erbgutstörung vorliegt. Die Nackenfaltenmessung ist zum Beispiel bei 75 Prozent der Kinder mit Trisomie 21 auffällig, bei 25 Prozent jedoch normal.[90] Diese Untersuchung ist ein sogenannter *Softmarker*, der auf eine leicht erhöhte Wahrscheinlichkeit für eine Chromosomenstörung oder Fehlbildung des Kindes hinweist. Eine Diagnosestellung ist nur durch die invasive Diagnostik möglich.

Die Kombination aus der Nackenfaltenmessung im Ultraschall mit bestimmten Blutuntersuchungen (PAPP-A und freies ß-hCG) aus dem Blut der Schwangeren ergibt das sogenannte **First-Trimester-Screening (Ersttrimesterscreening),** eine Untersuchung zwischen der 11. und 13. SSW. Dabei können Mehrlinge erkannt und grobe Fehlbildungen gesehen werden. Die Aufdeckungsrate für das Downsyndrom liegt in dieser Kombination aus Ultraschall und Blutuntersuchung bei circa 85 Prozent[91], findet allerdings auch 5 Prozent falsch positive. Zum Teil wird zusätzlich auch im Ultraschall nach dem Vorhandensein des Nasenbeins gesucht, was ebenfalls ein Einflussfaktor für die Risikoberechnung darstellen kann. Wohlgemerkt, auch diese Verfahren geben lediglich Hinweise auf eine Fehlbildung. Die endgültige Diagnose erfolgt wieder durch ein invasives Verfahren.

Das **Integrierte Screening** bedient sich ebenfalls der Methode des First-Trimester-Screenings mit dem Unterschied, dass die jeweiligen Parameter zu dem Zeitpunkt untersucht werden, wenn sie am aussagekräftigsten sind. Der Wert PAPP-A zum Beispiel wird am besten um die 11. SSW bestimmt, während das freie ß-HCG das Optimum ab der 14. SSW aufweist. Vorteil dieses Verfahrens ist es, weniger falsch positive Resultate zu haben. Damit sinkt die Rate an invasiven Eingriffen und dadurch möglicherweise ausgelösten Fehlgeburten. Ein Nachteil ist die Zeitspanne bis zum endgültigen Ergebnis.

Beim **Spezialultraschall**, etwa zwischen der 18. und der 22. SSW, können durch speziell ausgebildete (sogenannte DEGUM-Ausbildung – Deutsche Gesellschaft für Ultraschall in der Medizin[92]) und sehr erfahrene Untersucher etwa 70–80 Prozent[93] aller Fehlbildungen aufgefunden werden. Sowohl das Kind, als auch der Mutterkuchen, das Fruchtwasser und die Blutgefäße werden sehr genau betrachtet. Vorteil zu diesem Zeitpunkt ist, dass das Kind noch nicht zu groß ist und gut in der Übersicht betrachtet werden kann. Alle Organsysteme werden dargestellt, ebenso das Skelettsystem. Mithilfe von Blutflussdarstellungen kann das Herz-Kreislaufsystem ausführlich betrachtet werden. Bei Auffälligkeiten kommt in einigen Fällen sogar eine Behandlung im Mutterleib infrage, bei anderen kann die Entbindung entsprechend geplant werden.

Der **Triple-Test** erfolgt über eine Blutuntersuchung der Schwangeren in der 16. SSW. Die Werte von drei Parametern (Östriol, ß-HCG und Alphafetoprotein) werden bestimmt und in

Relation zu einer altersgleichen Vergleichsgruppe in der jeweiligen Schwangerschaftswoche gesetzt. Untersuchungsverfahren, die als **Double**[94]- oder als **Quadruple**[95]-Test bezeichnet werden, messen entweder zwei oder vier Blutparameter, arbeiten jedoch nach dem gleichen Prinzip. Der Double-Test ist aufgrund seiner geringen Aussagekraft nicht mehr zu empfehlen.[96]

Beispiel: Frau Müller, 35, ist in der 16. SSW (15 SSW + 5 Tage). Sie hat einen Triple-Test bestimmen lassen. Als Ergebnis bekommt sie nun in etwa folgenden Befund: »Eine Frau im Alter von Frau Müller und in der 16. SSW, 15+5, hat ein Risiko, ein Kind mit Downsyndrom zu gebären, zum Beispiel von 1:380. Das individuelle Risiko von Frau Müller ist nach Auswertung der Untersuchungen 1:450.« Dieses Ergebnis sagt aus, dass das Risiko für ein Downsyndrom in diesem konkreten Fall etwas geringer ist als in der Durchschnittsbevölkerung. Eine von diesen 450 Frauen wird jedoch ein Kind mit Downsyndrom bekommen, und selbstverständlich könnte dies auch Frau Müller sein. Andererseits hätte der Befund auch so ausfallen können, dass das Risiko für Frau Müller 1:50 gewesen wäre. Dennoch haben 49 Kinder aus dieser Gruppe völlig normale Erbanlagen. Meist leiden die Eltern insbesondere bei einem Ergebnis, das eine höhere Wahrscheinlichkeit für einen Gendefekt ausdrückt, aber derart darunter, dass sie nun eine invasive Diagnostik wünschen, um »endgültige« Klarheit zu bekommen. Inwieweit das möglich ist, dazu unten mehr.

Zusammenfassend kann man sagen, dass der Triple-Test häufig falsch positive Resultate bringt. Hinweise auf Neuralrohrdefekte (»offener Rücken«) und Anencephalus (fehlendes Großhirn und fehlende Schädeldecke) können gefunden werden. Die Rate an einer nachfolgenden invasiven Diagnostik und Verunsicherung der Mütter ist groß. In der Praxis wird der Triple-Test vom First-Trimester-Screening verdrängt.[97]

Die Bestimmung des **Alphafetoproteins** erfolgt aus mütterlichem Blut in der 15.-17. SSW. Ein erhöhter Wert kann Hinweiszeichen auf einen offenen Rücken sein. In einem solchen Fall versucht man, diesen Verdacht durch Ultraschall zu bestätigen und das Ausmaß abzuschätzen. Es gibt mittlerweile erste Spezialzentren, in denen Kinder mit offenem Rücken bereits im Mutterleib operiert werden können. Diese Art der Therapie befindet sich derzeit noch im Experimentalstadium[98] und ist daher bislang nur in Ausnahmefällen möglich. Der am häufigsten praktizierte Weg ist, die Entbindung in einem Krankenhaus zu planen, das auf die Versorgung des jeweiligen Befundes spezialisiert ist.

Die **Dopplersonografie** gibt dem Untersucher Hinweise auf Funktionsstörungen des Mutterkuchens. Ein vermindertes Wachstum des Kindes kann die Folge dieser Funktionsstörung sein. Die Blutflussgeschwindigkeit sowie charakteristische Blutflusskurven bedeutsamer kindlicher und mütterlicher Blutgefäße werden aufgezeichnet. Diese Art des Ultraschalls hat eine hohe Energiebelastung zur Folge, sodass man rät, sie nicht beziehungsweise nur geringfügig im ersten Drittel der Schwangerschaft einzusetzen.[99] Sollte im weiteren Verlauf die Doppleruntersuchung schlechte Versorgungswerte des Kindes anzeigen, so muss unter Umständen über eine vorzeitige Entbindung nachgedacht werden. Dieses Verfahren wird übrigens auch eingesetzt, um das Wachstum von Mehrlingen und deren Blutversorgung gut im Blick zu halten.

Eine Sonderform der Doppleruntersuchung stellt die **Echosonografie** dar. Durch diese Methode kann man das Herz und die herznahen Blutgefäße hinsichtlich ihres Aussehens, ihrer Durchblutung und der Funktionalität beurteilen. Erkennbar sind in aller Regel Veränderungen der Herzkammern und -klappen, Fehlbildungen der großen, herznahen Blutgefäße sowie deren Auswirkung auf die Herztätigkeit. Als Konsequenz daraus besteht die Möglichkeit, den besten Zeitpunkt und Ort für die Entbindung sowie mögliche kinderchirurgische Eingriffe im Anschluss an die Geburt zu planen. Sollte es sich im Ausnahmefall um eine Fehlbildung handeln, die nicht operabel ist oder die das Kind so sehr beeinträchtigt, dass es nicht lebensfähig sein wird, dann bleibt zumindest die Gelegenheit, die Eltern darauf behutsam vorzubereiten.

3D/4D Ultraschall: Seit einigen Jahren ist man in der Lage, zusätzlich zum normalen Ultraschall auch eine dreidimensionale Darstellung des Kindes im Mutterleib anzubieten. Im Zuge dessen wurde diese sogar zur vierdimensionalen Möglichkeit erweitert: Dies bedeutet die dreidimensionale Darstellung inklusive der Dimension der Zeit. So können auch Bewegungen des Kindes betrachtet und aufgezeichnet werden. Mit dieser Methode lassen sich einzelne Organe und Körperpartien sehr genau beurteilen. Wiederum sind Chromosomenstörungen nur indirekt, als sogenannte Softmarker, auffindbar und werden gegebenenfalls über invasive Diagnostik bestätigt. Mitunter ist dieses Verfahren in der Praxis auch zum »Baby-Kino« geworden, interessierte Eltern können so einen Film vom Kind im Mutterleib erwerben. Das ist so lange unproblematisch, wie das Kind keine deutlich sichtbaren Fehlbildungen aufweist. Auch für den Laien sichtbare Fehlbildungen bergen durch die abrupte Aufdeckung während der Untersuchung für die Eltern eine besondere Brisanz in sich. Der 3D/4D Ultraschall wird meist im Rahmen des First-Trimester-Ultraschallscreenings um die 12.–16. SSW oder um die 25.–33. SSW herum ausgeführt.

Vor Jahren hätte man es noch nicht für möglich gehalten, nun ist er da: der **DNA-Geschlechtstest** im ersten Drittel der Schwangerschaft. Mit einer Sicherheit von 95 Prozent wird durch Blutentnahme aus der Fingerkuppe der Mutter in der 7. SSW bestimmt, ob sie einen Jungen oder ein Mädchen in sich trägt. Dazu werden einzelne kindliche Zellen untersucht, die in das mütterliche Blutsystem übergegangen sind. Leider gibt es jedoch immer noch Kulturen, in denen traditionell die Geburt eines Sohnes als wertvoller erachtet wird. In diesen Ländern kann ein solches Testergebnis für Mädchen zum Todesurteil im Mutterleib werden. Das natürliche Gleichgewicht der Geschlechter wird empfindlich zugunsten von Jungen verschoben – und das wird dauerhaft nicht ohne Konsequenzen bleiben. Der Test ist insbesondere deshalb ethisch so umstritten, weil das Ergebnis zu einem Zeitpunkt mitgeteilt wird, zu dem in vielen Ländern noch im Rahmen einer Fristenlösung bis zum dritten Monat abgetrieben werden kann.

Invasive Pränataldiagnostik

- Chorionzottenbiopsie (Entnahme von Mutterkuchengewebe)
- Amniozentese (Fruchtwasserpunktion)
- Cordozentese (Nabelschnurpunktion)
- Fetoskopie (Endoskopische Darstellung des Kindes)

Invasive Methoden der vorgeburtlichen Diagnostik (siehe vorn) bezeichnen einen Eingriff im Inneren der Fruchthöhle.

Das bekannteste invasive Verfahren der Pränataldiagnostik ist die **Fruchtwasserpunktion (Amniozentese)**. Mit einer Punktionsnadel werden unter Ultraschallkontrolle etwa ab der 14.–18. SSW bis zu 20 Milliliter Fruchtwasser entnommen. Darin enthaltene kindliche Zellen werden genetisch untersucht. Erste vorläufige Ergebnisse stehen schon nach 48 Stunden zur Verfügung. Für eine ausführliche Langzeitkultur der Zellen werden zwei Wochen benötigt. Dieser Eingriff ist nicht ohne Risiken: Vorzeitiger Blasensprung, Infektion der Fruchthöhle, Auslösen einer Blutgruppenunverträglichkeit zwischen Mutter und Kind, Blutungen, Verletzung des Kindes mit der Punktionsnadel (das Kind kann sich während des Eingriffs frei bewegen) können auftreten. Die Fehlgeburtsrate liegt bei 0,5–1 Prozent. Zwar erreicht die Methode mit etwa 99 Prozent eine hohe Sicherheit, dennoch sind Mosaikfehlbildungen möglich. Einzelne fehlgebildete Zellen im Fruchtwasser können vorhanden sein, während das Kind selbst ein völlig normales Erbgut haben oder nur geringfügige Veränderung in einzelnen Körperzellen zeigen kann. Vor der Geburt ist es dann nicht eindeutig, inwiefern sich dies auf das Kind und sein Verhalten auswirken wird. Der Verein für Eltern chromosomal geschädigter Kinder, Leona e. V.[100], stellt im Internet zum Beispiel Berichte von Eltern dar, deren Kinder an einem Erbgutdefekt erkrankt sind. Hier findet man auch Darstellungen, wie sich Mosaikfehlbildungen ausgewirkt haben. Manche Eltern empfinden das als hilfreich, um so einen besseren Praxisbezug zum sehr theoretischen Befund ihres Kindes zu erhalten. Selbstverständlich ist es jedoch nicht gesagt, dass das Befinden des eigenen Kindes dem der Fallbeschreibungen ähneln muss. Dennoch kann es Mut machen, weil man weiß, dass auch andere es gewagt – und zum Teil auch sehr positive Erfahrungen dabei gemacht haben.

Ein weiteres invasives Verfahren ist die **Entnahme von Zellen des späteren Mutterkuchengewebes (Chorionzottenbiopsie)** in der 8.–11. SSW unter Ultraschallkontrolle, entweder über die Bauchdecke der Schwangeren oder durch die Scheide. Vorteil dieses Verfahrens ist das relativ frühe Ergebnis noch vor Ende der 12. SSW. Dieser Eingriff führt jedoch meist zu Blutungen, da das entnommene Gewebe gut durchblutet ist. Es können ebenfalls Infektionen in die ansonsten sterile Gebärmutterhöhle eingeschleppt werden. Die Fehlgeburtsrate liegt bei 1–5 Prozent. Nachteil des Untersuchungsverfahrens ist auch die fehlende Sicherheit über den Befund, denn auch hier sind bei 1–2 von 100 Punktionen[101] Mosaikfehlbildungen möglich. In diesem Fall sind fehlgebildete Zellen im Mutterkuchengewebe vorhanden, das Kind selbst kann ein völlig unauffälliges Erbgut haben (siehe auch die Bemerkungen zu Mosaikfehlbildungen und Amniozentese). Zusätzlich gibt es Hinweise auf eine um 3–5 Prozent erhöhte Fehlentwicklung der Beine des Babys (sogenannter Limb-Reduction-Defekt) nach diesem Eingriff.[102]

Die **Entnahme von Nabelschnurblut (Cordozentese)** unter Ultraschallkontrolle etwa ab der 20. SSW ist mit einer hohen Risikorate (2–7 Prozent Fehlgeburten[103]) versehen und wird deshalb nur sehr selten und bei besonderen Indikationen angewendet. Bei einer Blutarmut kann dem Kind sogar auf diesem Weg eine Bluttransfusion verabreicht werden. Der Eingriff ist jedoch riskant und kann zum Absterben des Kindes im Mutterleib – je nach Grenze der Lebensfähigkeit als Fehl- oder Totgeburt – führen.

Die **Fetoskopie** ist ein bildgebendes Verfahren ähnlich einer Bauchspiegelung jedoch innerhalb der Gebärmutter. Durch diese Methode kann das Kind sowohl betrachtet, als auch behandelt werden. In Sonderfällen könnte auch Gewebe entnommen werden. Die Fehlgeburtsrate liegt bei 2–3 Prozent.[104]

Fazit: Das zu 100 Prozent perfekte und lebenslang garantiert kerngesunde Wunschkind wird es nicht geben. Vorgeburtliche

Diagnostik kann im Einzelfall hilfreich und sinnvoll sein. Schwierig wird es jedoch dann, wenn in unserer Gesellschaft der medizinischen Machbarkeit die Möglichkeiten der vorgeburtlichen Diagnostik unzulässig überbetont werden.

Schwangerschaftsabbruch

Nach langjährigem Kinderwunsch vor der Frage eines Schwangerschaftsabbruchs zu stehen, klingt wirklich paradox. Was aber, wenn die Erfüllung des langjährigen Kinderwunsches in eine sehr ungünstige Familiensituation trifft? Oder erst sehr spät kommt, und der Altersfaktor beunruhigt zutiefst?

Zudem finden sich allein schon aufgrund der intensiven Pränataldiagnostik heute immer mehr Eltern mit der Frage konfrontiert, ob sie aufgrund eines auffälligen Befundes einen Schwangerschaftsabbruch vornehmen lassen wollen.

In Deutschland gilt nach §218 die Fristenregelung bis zur 12. SSW, in diesem Zeitraum darf ohne das Nennen von Gründen nach Wahrnehmen eines Beratungsgesprächs zum Schwangerschaftskonflikt straffrei abgetrieben werden.

> *»Kurz vor dem Wissen über die erneute Schwangerschaft trennte ich mich vom Vater meiner Kinder. Nun war ich auf staatliche Hilfe (Hartz IV) für unseren Lebensunterhalt angewiesen. Vom Arbeitsamt hatte ich die Möglichkeit bekommen, zeitnah eine Umschulung zu beginnen, um mittelfristig finanziell unabhängig zu sein. Meine Kinder waren mit Schule und Kindergarten versorgt. Dann kam bei einer Vorsorgeuntersuchung die Diagnose ›schwanger‹. Die erste Reaktion war Panik, o nein, bitte nicht auch das noch!!! Jede Menge Ängste kamen auf: Schaffe ich es, drei Kindern allein gerecht zu werden? Die Angst vor einer Behinderung des Kindes aufgrund meines Alters. Und natürlich die finanzielle Situation. Weiter Bittsteller zu sein, mit der bedrückenden, oft entwürdigenden Situation bei Ämtern und Behörden – die Zahnspange für meine Tochter wird zur unüber-*

windlichen Hürde. Nur noch ein Jahr Elterngeld, was dann? Was kann ich meinen Kindern noch bieten? Angst, sozial ins Abseits zu geraten. Im Hintergrund meine verletzten Gefühle der frischen Trennung und mit allem allein dazustehen. So ging ich zu der Beratungsstelle um den ›Schein‹ zu bekommen, damit der Abbruch möglichst schnell stattfinden konnte. In einem sehr sachlichen Gespräch wurde das Für und Wider abgearbeitet. Nach 30 Minuten hatte ich den Beratungsschein. Die nächste Station war das Krankenhaus (das Vorgespräch des Eingriffs – Anmerkung der Autorin). Dort traf ich in einem Gespräch auf einen Professor, der mir sagte, er habe kein gutes Gefühl, bei mir einen Abbruch vorzunehmen. Ich sollte noch einmal alles überdenken. In zwei Tagen könne ich telefonisch einen Termin bekommen. Es waren schwere 48 Stunden! Der Verstand sagte: ›Weg mit dem Kind, jetzt ist der falsche Zeitpunkt.‹ Das Gefühl meinte: ›Es ist mein Kind, das geschützt werden muss.‹ Der Termin für den Abbruch war der 8. Mai. Mein Geburtstag! In diesem emotionalen Chaos (ich war nicht in der Lage, eine Entscheidung zu treffen, es ging mir richtig schlecht) ging ich zur Beratungsstelle ›Hilfe für Schwangere‹[105]*. Zum ersten Mal hatte ich das Gefühl: Es ist o.k., meine Zerrissenheit, meine Zweifel, nicht die glückliche Schwangere zu sein. Ich wurde verstanden. Mir wurde eine Hand gereicht, in Form von Stiftungsgeld, Ausleihe von Babysachen und Gesprächen über die Konsequenzen einer jeweiligen Entscheidung. Berichte, wie es anderen Frauen ergangen ist. Alles reduzierte sich zu der Frage: Mit welcher Entscheidung nehme ich am wenigsten Schaden an Körper und Seele? Mir war irgendwann klar, dass mein Kind nicht nur ein Ärgernis, sondern eine Chance sein konnte. Ein Kind ist Liebe, die Gestalt angenommen hat. Ein Glück, das keine Worte braucht. Heute ist Max fast ein Jahr alt, gesund, sehr munter und ein Sonnenschein. Fast täglich bin ich am Limit meiner Kraft, aber die Entscheidung war richtig!«* – Marion (40)

»Als ich nach drei langen Jahren Kinderwunsch endlich doch noch schwanger wurde, erschien es mir, als wären nun alle Sorgen vorbei. Endlich war mein Gebet erhört. Insgeheim richtete ich schon das Kinderzimmer ein. Dann der Schock. Bei einer Ultraschalluntersuchung in der 15. SSW wurde der Verdacht auf eine schwere Fehlbildung geäußert – Kinder, die meist in der Schwangerschaft versterben oder unmittelbar nach der Geburt. Eine Abtreibung als Möglichkeit stand von medizinischer Seite her im Raum. Doch darin waren mein Mann und ich uns sofort einig: Wir würden unser Kind nicht im Mutterleib töten. Die Zeit der Schwangerschaft war nicht einfach. Immer wieder wurde unsere Entscheidung hinterfragt, zum Beispiel auf der Arbeitsstelle, im Kundenkontakt – was ging die das denn an? Schließlich kam Jana in der 33. SSW spontan zur Welt, sie war wunderschön, blieb allerdings nur 12 Stunden bei uns. Ich bin so froh, dass wir diesen wundervollen kleinen Menschen kennengelernt haben. Mein Gottvertrauen hat allerdings sehr gelitten. Ich fühle mich total enttäuscht und muss erst langsam wieder Vertrauen lernen.« – Maike (32)

»In der Schwangerschaft mit meiner Tochter wurde in der 16. SSW im Ultraschall der Verdacht auf das Downsyndrom geäußert. Es sei sehr wahrscheinlich, dass sie es habe. Wir entschieden uns für unser Kind und stellten uns auf den Gendefekt ein, soweit das vorab überhaupt möglich ist. Ein später Schwangerschaftsabbruch wurde uns nahegelegt. Wir gerieten von einem Wechselbad der Gefühle in das nächste, insbesondere als ich in der 38. SSW ein völlig gesundes Mädchen zur Welt brachte. Nicht auszudenken, wenn wir dem Rat der Ärzte gefolgt wären.« – Karin (45)

Erbgutgeschädigte Kinder, auch solche, die nach der Geburt nicht lebensfähig sind, leben in den allermeisten Fällen so lange sie im Mutterleib sind sehr gut und ohne wesentliche Einschränkungen. Erst nach der Geburt wird ihre Begrenztheit praktisch relevant. Ein Schwangerschaftsabbruch ist nicht die einfachere Lösung, denn auch dieser will verarbeitet werden, kann körperliche und psychische Folgen haben. Die Bereitschaft, diesem einzigartigen Kind einige wenige Stunden bis Monate Lebenszeit zu schenken, kann einen bedeutenden Unterschied machen.

Literatur, Beratungs- und Hilfsangebote finden Sie in den Kapiteln 12 und 13.

9. Abschied vom Kinderwunsch?!

Immer wieder werden wir mit der traurigen Tatsache konfrontiert, dass nicht jedes Paar mit Kinderwunsch auch tatsächlich Eltern wird. In einer Welt, in der medizinisch fast alles machbar scheint, in der Organe transplantiert werden, der Mensch zum Mond fliegt und ganze Gesichter transplantiert werden, ein schwer auszuhaltender Gedanke. *Warum gerade wir?* Diese Frage treibt Betroffene um. *Aus ist der Traum, vorbei, keine Chance mehr…* Diese Erkenntnis überhaupt zuzulassen, ist meist ein Prozess des Kampfes, der Verleugnung, der Trauer, je nachdem aus welcher Lebenssituation der Einzelne kommt – und was er an Ressourcen und alternativen Lebenskonzepten mitbringt.

Abschiednehmen ist selten einfach. Es ist eine Herausforderung, genauso wie die provokative Zahl von 30 Prozent der Paare, die trotz aller Möglichkeiten der modernen Medizin kinderlos bleiben[106]. Auf einem Informationsabend nannte Frau Dr. Walter-Göbel diese Zahl den ratsuchenden Paaren mit der Empfehlung, sich mit diesen 30 Prozent auseinanderzusetzen. Denn die Paare, die dies für sich gut schafften, würden oft auch als erste schwanger…! An dieser Stelle loszulassen, fällt vielen unendlich schwer.

> *»Zwischenzeitlich frage ich mich, ob wir keine Kinder bekommen sollten. Aber der Gedanke daran macht mich sehr traurig und im Moment kann ich dies auch nicht akzeptieren. Die Hoffnung ist da, weil wir ja schon einmal schwanger waren (Anm. d. Autorin: Fehlgeburt). Ich weiß nicht, was ich mit meinem Hin- und Hergerissensein machen soll und ob es eine Lösung unseres Problems gibt.« – Johanna (33)*

Die Eierstockreserve

Um tatsächlich abzuschätzen, ob der Kinderwunsch noch eine realistische Option ist, gibt es neuerdings die Möglichkeit, das

»Anti-Müller-Hormon« bestimmen zu lassen. Es hat sich als Indikator der Fruchtbarkeitsreserve erwiesen[107]:

Anhand des Befundes wird abgeschätzt, wie wahrscheinlich es ist, dass eine Frau noch schwanger werden kann. Diese Messwerte haben Richtungscharakter, machen deutlich, was im Körper vor sich geht. Manche Paare finden es hilfreich zu wissen, ob ihre Bemühungen noch eine realistische Chance haben. Sie nehmen auch abschlägige Ergebnisse dankbar an, weil sie ihnen einen guten Grund zum Aufhören bieten. Andere können mit dem Befund nicht gut umgehen. Das Ergebnis könnte ja tatsächlich lauten: »Die Fruchtbarkeitsreserve ist erschöpft – keine Reproduktionsmedizin ist mehr sinnvoll«. Das kann sehr deutlich und sehr schmerzhaft sein.

Zu welchem Typ Menschen gehören Sie? In welcher Lebensphase befinden Sie sich gerade? Nutzen Sie keine übereilte Diagnostik, die Sie gerade mehr belasten als Ihnen helfen würde. Denn letztlich kommen bei Untersuchungen schlichtweg sachliche Messwerte heraus. Das bedeutet nicht, dass in Einzelfällen nicht doch noch eine Schwangerschaft möglich wäre – im Normalfall jedoch bei diesem Befund nicht.

Neuerdings wird das Anti-Müller-Hormon auch genutzt, um die Fruchtbarkeit in zeitlicher Nähe zu einer Krebsbehandlung zu überprüfen. Entweder bestimmt man es bei Frauen bis zu 40 Jahren vor der Therapie, um sagen zu können, wie die natürliche Eierstockreserve zu diesem Zeitpunkt ist. Man kann es auch nach der Krebsbehandlung bestimmen, um zu sehen, ob die Eierstöcke geschädigt wurden[108]. Die Werte sind in ihrer Aussagekraft laborabhängig. Sie sollten immer von Fachleuten entsprechend erläutert werden, und nicht als unkommentierte Zahl im Raum stehen.

Eine schonendere Methode, bei Frauen mit Kinderwunsch die Fruchtbarkeitsreserve der Eierstöcke abzuschätzen, ist der **Antrale Follikelcount**. Dazu wird eine Ultraschalluntersuchung in der ersten Zyklushälfte gemacht. Die Menge der 2–10 Millimeter großen Follikel wird von außen nach innen gezählt. Dabei liegt eine gute Eierstockreserve bei Werten von mehr als 13 vor.[109]

Ergänzend dazu können Hormonwerte im Blut der Frau bestimmt werden, die ebenfalls eine Auskunft über die Fruchtbarkeit geben können. Diese speziellen Parameter sind das Follikelstimulierende Hormon (FSH), Estradiol, Inhibin B und das Anti-Müller-Hormon (AMH). Achtung, diese Faktoren sind vom Zyklus abhängig und müssen daher an bestimmten Tagen abgenommen werden. Manchmal können scheinbar hohe Werte auch Ausdruck einer Notreifung des Eierstocks sein.[110]

Alternativen zum leiblichen Kind

Wenn man aus dem Labyrinth des Abschiednehmens schließlich zum Nachdenken über Alternativen findet, stellt man sich die Frage, wie das dann konkret aussehen kann?

Ein Leben ohne Kinder: Wir suchen, finden und leben unsere Berufung. Gott schuf den Menschen als Mann und Frau. In der Ehe sind die beiden komplett und vollständig, nicht erst wenn Kinder da sind. Wir hängen unser Eheglück nicht an die Erfüllung unseres Kinderwunsches und bleiben nicht bei der Trauer stehen, sondern gehen vorwärts und genießen das Leben mit unseren persönlichen Randbedingungen.

> *»Für mich stand immer fest, dass ich in jungen Jahren Kinder bekomme. Als es damals dann nicht klappte, konnte ich das Thema für mich mehr und mehr beiseitelegen. Es passte nicht in mein Konzept, erst mit Mitte dreißig Kinder zu bekommen. Seit einigen Jahren engagieren wir uns als Ehepaar in der Kindergottesdienstarbeit unserer Gemeinde. So sind wir nicht nur unter Erwachsenen und können doch unser Privatleben so gestalten, wie es uns guttut.«* – Bettina (45)

Ein Leben mit Dauer-Pflegekindern: Wir bieten anderen Kindern ein Zuhause. Diese kommen aus schwierigen Lebenssituationen. Wenn sie nicht adoptiert werden, gehören sie zwar zu uns, können aber auch wieder abgerufen werden. Wie stabil ist unsere

Beziehung? Können wir das tragen, was die Kinder mitbringen? Können wir es aushalten, wenn sie womöglich wieder gehen?

»Als klar war, dass wir keine eigenen Kinder bekommen könnten, nahmen wir insgesamt drei Kinder in unsere Familie auf. Die ersten beiden Pflegekinder sind Geschwister und kamen gemeinsam. Damals war für die beiden die Position der Mutter noch besetzt. Es dauerte fast zwei Jahre, bis ich in diese Rolle hineinrutschen durfte. Und selbst dann empfand ich mich als ›Mutter auf Probe‹. Irgendwann fiel es auch nach außen hin auf, dass unsere Kinder uns beim Vornamen nennen durften und nicht Mama *und* Papa *sagten. Damals haben wir alle gemeinsam beschlossen, das zu verändern. Anfangs fühlte es sich komisch an, nach einiger Zeit hatten beide Seiten sich daran gewöhnt und es ging uns auch praktisch in Fleisch und Blut über. Der Unterschied zwischen einem Pflegekind und einem Adoptivkind ist jedoch die Ebene der gesetzlichen Verbindlichkeit. Pflegekinder können jederzeit wieder aus der Familie genommen werden. Anfangs dachte ich noch, jede Zeit die die Kinder bei uns hätten, wäre gut, dass wir ihnen etwas Schönes mit auf den Lebensweg geben könnten. Aber ich hatte die Bindung unterschätzt. Schon bald war es mir nicht mehr egal, ob sie bleiben würden. Über viele, viele Jahre hatte ich Angst, dass sie wieder wegmüssten. Die leibliche Mutter hat mit dieser Angst regelrecht gespielt, obwohl sie selbst nicht in der Lage war, die Kinder wieder zu sich zu nehmen. Je länger sie bei uns waren, umso mehr haben wir alle miteinander gehofft und gebangt, dass wir als Familie zusammenbleiben dürfen.«* – Hilde (52)

»Unsere beiden Pflegekinder kamen im August in unsere Familie. Die Seminare vom Jugendamt hatten uns nur theoretisch auf das vorbereitet, was nun kam: Es war eine furchtbar stressige Anfangszeit, die Kinder saßen oft brüllend vor Verzweiflung auf dem Boden, verstanden ja mit zwei und drei Jahren noch nicht richtig, was geschehen war. So wünschten wir uns nach einem halben Jahr dringend Urlaub. Wir fuhren

mit den Kindern in eine Ferienwohnung – nichts ahnend, was für eine Katastrophe das geben würde: Die beiden dachten, sie müssten schon wieder den Wohnort wechseln und waren mit der neuen Umgebung völlig überfordert. Im Rückblick war der Urlaub viel zu früh … Schon als Kind hatte ich übrigens den Gedanken, ein leibliches Kind zu haben, und dann ein anderes anzunehmen. Inzwischen bin ich froh, dass ich keine leiblichen Kinder habe. Ich wäre dem nicht gerecht geworden. Im Nachhinein konnte ich den angenommenen Kindern schon kaum gerecht werden. Sie brauchten ganz viel Energie, Aufmunterung und Liebe. Das war sehr extrem. So kann es keine Vorwürfe geben, ich hätte ein Kind dem anderen vorgezogen.« – Hilde (52)

»Als das Pflegekind kam, merkte ich deutlich, wie sehr ich die neun Monate einer Schwangerschaft gebraucht hätte. Stattdessen kam der Anruf vom Jugendamt recht unvermittelt, und ich musste mich in meine neue Rolle erst einmal Stück für Stück hineinfinden.« – Ursula (52)

Ein Leben mit Bereitschafts-/Kurzzeitpflege: Wir nehmen Kinder aus Krisensituationen für bis zu drei Monate auf. Danach gehen die Kinder entweder in die häusliche Situation zurück oder werden in eine Dauerpflege vermittelt. So zu leben, erfordert viel Empathie und gleichzeitig ein »dickes Fell«. Wir müssen immer wieder loslassen, auch wenn wir Gegebenheiten manchmal schwer aushalten können. Keines dieser Kinder ist dauerhaft bei uns. Eigentlich ist es kein empfehlenswertes Konzept für kinderlose Paare.

»Wir haben drei eigene Kinder. Vor langer Zeit hatten wir den Eindruck, dass es unsere Berufung sein könnte, Kindern aus schwierigen Elternhäusern für eine Zeit ein warmes Nest zu vermitteln, ihnen etwas von Gottes Liebe mit auf ihren Lebensweg zu geben. Seitdem nehmen wir Kinder in Kurzzeitpflege auf. So sehen auch unsere eigenen Kinder, dass das Leben nicht nur

Sonnenseiten hat. Manchmal belastet mich das Schicksal der Pflegekinder sehr, dann bin ich auch froh, dass wir sie nur ein Stück weit begleiten.« – Tanja (42)

»Wegen einer neurologischen Erbkrankheit wurde ich spät und auch nur einmal schwanger. Nur allzu gern hätte ich unserem Kind ein Geschwisterchen geschenkt. Aber aufgrund meines Alters und des Gendefektes wagten wir es nicht noch einmal und bewarben uns stattdessen als Pflegefamilie. Mein Hausarzt stufte meine Krankheit an sich als Risiko ein, das einmal erstellte medizinische Gutachten versperrte jeglichen Anlauf beim Jugendamt – obwohl mehrere Fachärzte, darunter auch der Neurologe, keine Bedenken hatten. So ist der Kinderwunsch ein zweites, sehr schmerzhaftes Mal in mir gestorben.« – Anna (45)

Adoption: Wir nehmen ein nicht leibliches Kind mit allen rechtlichen Konsequenzen in unsere Familie auf. Manche dieser Kinder kommen aus dem Inland. Oftmals aber ist es auch eine Auslandsadoption. Wir sind uns im Klaren, dass auch diese Kinder ihre Geschichte mitbringen. Wir nehmen das Kind brutto an – und geben ihm ein neues Zuhause.

»Kinder zu adoptieren, war eine der schwierigsten Entscheidungen in unserem Leben. Aber sie war eine der besten! Unsere Kinder (heute sieben und zehn) sind unser Wertvollstes! Adoption ist die zweitnatürlichste Art, eine Familie zu gründen. Adoption hat es schon im Alten Testament gegeben und es gibt sie auch im Tierreich. Bei der Adoption gibt es nur Gewinner: Kinderlose Paare können eine Familie gründen und elternlose Kinder bekommen Eltern und ein Zuhause, das länger währt als die höchstens 16 Jahre eines Kinderheimes. Volkswirtschaftlich gesehen wird der Staat entlastet, weil ja nach der Adoption die Eltern für die Kinder sorgen. Und eine Garantie für ein glückliches und problemloses Leben gibt es sowieso nicht – ob man leibliche, keine oder adoptierte Kinder hat. Auch wenn dann das Zusammenleben sich als schwie-

riger entpuppt, als man erwartet hat, kann man sich sagen, dass es nicht umsonst war. Man hat zumindest einem Kind ein Zuhause gegeben.« – Susanne (46)

»Kinder zu adoptieren bedeutet, sie mit ihrer Vorgeschichte ins eigene Leben aufzunehmen. Das war für mich kein Spaziergang. Immer wieder musste ich für unsere Kinder in die Bresche springen, erklären, ihre Geschichte für andere verständlich machen. Für mich war das anfangs eine unfreiwillige Horizonterweiterung, auf die ich so nicht vorbereitet war. An sich bin ich kein mutiger Typ. Aber ich musste zwangsläufig immer wieder für sie eintreten, und habe die Kraft dazu aus dem Glauben an Gott nehmen können. Die zwei Pflegekinder und ein Adoptivkind waren für meine Eltern kein Problem. Sie hatten ein leibliches Enkelkind und behandelten unsere Kinder doch in keinster Weise anders. Ich ärgerte mich wahnsinnig, als ich hörte, dass sich meine Schwiegereltern vor anderen Leuten entschuldigten, dass ›diese Kinder nicht unsere leiblichen Kinder‹ seien.« – Hilde (52)

»Nach zwei Pflegekindern konnten wir ein drittes Kind direkt adoptieren. Das gab uns als Ehepaar viel Sicherheit. Die ständigen Absprachen (zum Beispiel Arztbesuche, Impfungen, OPs) mit dem Jugendamt, das ja für die Pflegekinder die Vormundschaft hatte, erübrigten sich zumindest für dieses Kind. Bei den beiden Pflegekindern wurde uns bis zuletzt die Adoption verweigert, was für alle, Pflegeeltern wie Pflegekinder, viel Stress mit sich brachte.« – Hilde (52)

Fruchtbar ohne eigene Kinder sein, die Lebensberufung finden

Als Paar ohne Kinder ein fruchtbares Leben zu führen, muss keine Notlösung sein! Oftmals ist es zunächst ein Trauerprozess. Und es wäre wünschenswert, nicht an dieser Stelle stehen zu müssen. Andererseits ist es wichtig, dauerhaft die Augen und

Ohren offen zu halten und Gott zu fragen: »Was hältst Du für uns bereit? Was ist unsere vordringliche Aufgabe im Leben?« Das muss ganz und gar nichts mit Kindern zu tun haben. Das mag eine Aufgabe mit Kindern sein. Wie auch immer: Zu erkennen, dass man seine Kräfte und Gaben in bestimmte Projekte oder Herausforderungen stecken kann, mag Tatkräfte freisetzen. Der Blick nach vorn kann entlasten. Ich muss nicht auf ewig mit meiner Geschichte hadern – kann meinen Frieden finden und meine Freiheit an der Stelle genießen – und vorwärtsgehen.

> *»Früher dachte ich immer, dass wir auch Kinder haben werden. Als ich 30 Jahre alt war, wussten wir sicher, dass es bei uns nicht klappen würde. Ich bin so dankbar, dass wir beide so gern arbeiten, dass mir die Tatsache, dass wir keine Kinder haben, gar nicht wehtut. Viel mehr schmerzt es, wenn wir mal wieder pauschal in den Topf der* double income, no kids *– Großverdiener geworfen werden, ohne dass sich jemand die Mühe macht, einmal seinen Verstand einzuschalten: Nein, nicht alle Paare ohne Kinder sind freiwillig zu zweit geblieben. Und ja, wenn ich Kinder hätte haben können, dann wäre ich sicher nicht diesen Weg gegangen, mich ganz auf den Beruf zu fokussieren.«* – Bettina (44)

Trauer um das Kind, das es nie gab – oder auch nicht mehr geben durfte

Wenn der Kinderwunsch unerfüllt bleibt, kann das bedeuten, dass die Betroffenen sich oft über Jahre in einem Trauerprozess befinden. Ähnlich wie bei einem Steinwurf ins Wasser, zieht dieser Kreise – und wenn man auch schon längst meinte, damit abgeschlossen zu haben, genügt ein kleiner Auslöser und der ganze Schmerz ist wieder da. Birgit und Wolfgang Schilling beschreiben in ihrem Buch »Kinderlos – Wir haben es uns so sehr gewünscht«[111] verschiedene Phasen durch die sie gegangen sind in diesem Prozess der Verarbeitung und wie sie Frieden gefunden haben.

> *»Ich trauerte manchmal um die Kinder, die wir wahrscheinlich nie haben würden. Ich stellte mir vor, wie sie wohl ausgesehen und welchen Charakter sie gehabt hätten. Dann wieder arbeitete ich sehr daran, dass der Kinderwunsch nicht mein komplettes Leben bestimmte und dadurch mich und mein ganzes Umfeld (Partner, Freunde, Beruf, Gemeinde) zerstörte.« – Petra (37)*

> *»Einmal rutschte uns in der Zyklusmitte beim Verkehr das Kondom ab. Zunächst war ich schockiert. 14 Tage lang bangte ich um die Frage, ob ich schwanger sei, ob uns vielleicht die schwierige Frage ›Wollen wir noch ein drittes Kind‹ abgenommen sei. Gegen Ende der Zeit keimte sogar heimliche Freude und Hoffnung auf – ja, ich würde es ganz annehmen, irgendwie sollte es wohl so sein …! – Als schließlich meine Regelblutung doch noch kam, weinte ich bitterlich um das Kind, das es nie gegeben hatte.« – Ruth (37)*

> *»Manchmal trauern wir noch heute um die Kinder, die wir nicht haben konnten. Ich denke heute noch immer: Wenn ich ein Kind hätte, dann wäre es jetzt wohl 18 (15, 10) Jahre alt. Die nicht gehabten Kinder werden mit den realen Kindern der Freunde groß.«* – Birgit (49)

Loslassen? Loslassen!

> *»Das Leben mit unerfüllten Wünschen wird uns lebenslänglich begleiten.«* – Petra (37)

Nicht für jedes Paar oder für jede Einzelperson wird sich der sehnlichste Wunsch erfüllen. Irgendwann einmal kommt schon aufgrund der endenden Fruchtbarkeit der Frau der Punkt, an dem sie loslassen muss. Zugeben, dass alle Mühen umsonst waren?

Loslassen ist ein Prozess, der bei jedem unterschiedlich lang dauert. Meist ist es nicht mit dem Blick in den Kalender oder einer einfachen Wahrnehmung getan: »Aha, nun habe ich also keine Monatsblutung mehr – tschüss Kinderwunsch – es gibt auch noch andere Herausforderungen im Leben ...« Nein, das ist es meist ganz und gar nicht. Für viele beginnt das Loslassen Stück für Stück. Zwei gegenläufige Prozesse sind dabei wichtig. Einerseits den Gedanken zuzulassen – und ihm Raum zu geben –, was wäre, wenn das ersehnte Kind wirklich nie mehr käme. Was würde ich – was würden wir – dann machen? Was gäbe es für Perspektiven oder Alternativen?

Andererseits kommt dazu der gegenläufige Prozess des Loslassens durch Weggeben: Elke trennt sich vom Reisebett in ihrem Keller, das sie damals von Sabine bekommen hatte – nur für den Fall, dass es doch noch klappen würde... Kerstin fasst sich ein Herz und reduziert ihre Spielzeugsammlung, die weit über den Bedarf ihrer Nichten hinausgeht, die inzwischen 12- und 14-jährig nur noch alle halbe Jahre vorbeischauen und mit dem ganzen »Kinderkram« nichts mehr anfangen können. Susanne entscheidet sich dafür, ihre Kleinkinder-Kleidungskisten vom Dachboden einem guten Zweck zur Verfügung zu stellen – nach der Geburt von Simon vor zehn Jahren war sie trotz vielfältiger Versuche nicht mehr schwanger geworden. Und Ralf beglückt einen Jungen im Grundschulalter aus seiner Gemeinde, als er sich nach langem Zögern schließlich doch von seinen Fischer-Technik-Spielsachen aus eigenen Kindertagen trennt. Inzwischen haben sich die beiden sogar ein wenig angefreundet und treffen sich häufiger zum gemeinsamen Spielen. »Ich hätte nicht gedacht, als wie zufriedenstellend ich das erlebe«, überdenkt Ralf diese Entscheidung Monate später.

Manchmal ist aber die Zeit dafür noch nicht reif, oder wir können erst Stück für Stück loslassen. Immer ein wenig mehr feststellen: Das war doch gut möglich, nun gehe ich noch einen Schritt weiter.

Loslassen reduziert Stress und Anspannung. Loslassen ist aber keine Garantie auf eine Art Kuhhandel mit Gott: »Ich lasse los und gebe weg, und dann – aber dann – gibst du mir doch das Kind, oder?« Zwar gibt es Berichte von Menschen, die dann schlussendlich doch noch Eltern eines leiblichen Kindes geworden sind, aber selbstverständlich keine Garantie. Manchmal möchte man es aber auch kaum für möglich halten, wie das folgende Beispiel zeigt:

> *»Ein halbes Jahr später haben wir noch einmal einen kompletten ICSI-Versuch gestartet, weil wir so sehr ein Geschwisterchen für unser erstes Kind wünschten. Der Schwangerschaftstest war zunächst positiv, doch dann setzten Blutungen ein. Eine schwere Zeit. Das war der Schluss. Noch einen Versuch wollten wir nicht mehr machen. Die Belastungen konnten und wollten wir nicht mehr auf uns nehmen. Stattdessen machte ich mir Gedanken über einen Wiedereinstieg in meinen Beruf. Drei Monate später machte ich einen Schwangerschaftstest, da meine Menstruation ausblieb. Ich konnte es nicht glauben. Der war positiv.« – Ina (38)*

Also doch noch ein Happy End? Leider nur in seltenen Fällen. Verlass ist darauf keiner. Den Körper kann man nicht so einfach austricksen und so tun als ob, um dann doch noch das gewünschte Resultat zu erzielen.

Wie sieht es bei Ihnen aus? Können Sie die Frage nach Alternativen zum Kinderwunsch zulassen? Vielleicht zeigt sich ja tatsächlich ein gangbarer anderer Weg, auch wenn es zunächst schmerzhaft ist. Dazu wünsche ich Ihnen von Herzen reichen Segen und viel Weisheit von dem Gott, der alle Zusammenhänge kennt.

Die Wirklichkeit annehmen

Vor einigen Monaten hörte ich eine Predigt von Pastorin Christine Schultze, in der es um die Auseinandersetzung mit unserer Lebenswirklichkeit geht. Die Gedanken sprachen mich unmittelbar zum Thema unerfüllter Kinderwunsch und Verarbeitung dieses Erlebens an. Im Folgenden sind die Kernaussagen zusammengefasst:

Umarmung mit der Wirklichkeit

Gastbeitrag von Pastorin Christine Schultze

»Es ist schon einige Jahre her – und ich befand mich in einer schwierigen Phase: beruflich in der Sackgasse, privat allein. Die schlimmste Trauer nach dem Tod meines Mannes war zwar vorbei, aber ab und zu holte sie mich immer noch ein ... Ich war mit einer Gruppe zu Einkehrtagen in einem Kloster. Dort bekamen wir Anstöße, die wir in Zeiten der Stille bedenken konnten. Einer dieser Anstöße war für mich wirklich an-stößig. Ich habe mich lange daran gerieben. Der Anstoß lautete so: ›Gott umarmt mich mit der Wirklichkeit.‹ Meine empörte, spontane (innere) Reaktion war: Auf so eine Umarmung kann ich verzichten. Was bitte schön, ist Gutes an meiner Wirklichkeit? Die Wirklichkeit umarmt mich nicht, sie erdrückt mich höchstens. Ich ärgerte mich über diesen Satz gehörig! Vielleicht geht es dem einen oder anderen jetzt auch so, wenn die eigene Wirklichkeit ins Blickfeld rückt.

Doch bei allem inneren Widerstand, irgendwie spürte ich trotzdem darin eine verborgene Wahrheit. Etwas was mich unbedingt anging. Vielleicht war es auch eine Hoffnung: Sollte diese für mich so düstere Wirklichkeit vielleicht noch eine Dimension in sich bergen, die ich noch nicht erkenne? Sollte sich darin doch noch etwas erweisen, was Sinn machte und mir Gottes Liebe wieder verständlich werden ließe? Und tatsächlich kam die Zeit als mir aufging: Ja, es stimmt. Gott umarmt mich mit der Wirklichkeit. Gottes Liebe leitet mich.

Tatsache ist: In manchen Situationen kann man solche Botschaften schlichtweg nicht vertragen. Wer innerlich in einer für ihn ausweglosen Situation gelandet ist, der denke dran: Es kommt die Zeit, da man aus der Rückschau sagen kann: Menschen, Umstände – was auch immer – haben es böse mit mir gemeint, aber Gott gedachte es gut zu machen. Gottes Liebe hat mich geleitet.

Sören Kierkegaard hat einmal gesagt: Wir müssen das Leben vorwärts leben, aber wir können es nur rückwärts verstehen.

Man kann in eine tiefe Isolation geraten, die sehr schmerzhaft sein kann. Man fühlt sich ausgeschlossen aus der Gemeinschaft anderer Menschen, wir begegnen ihnen zwar, aber die innere Verbundenheit ist zerstört. – Oder wir sitzen innerlich in einer Grube, weil unsere Zukunft so fürchterlich ungewiss ist. So wie es Josef im Alten Testament (1. Mose 37) ganz konkret erlebte, als er als Sklave nach Ägypten verkauft wurde. Wir machen uns Sorgen um unsere Gesundheit, um unsere Ehe oder um unser finanzielles Auskommen [oder um den unerfüllten Kinderwunsch – Anmerkung Ute Buth]. Oder ein geliebter Mensch ist nicht mehr an unserer Seite. Die Zukunft ist absolut dunkel. Ein fremdes Land erwartet uns, in dem wir uns nicht auskennen. Dessen Sprache wir nicht sprechen. Josef erlebte: Gott geht mit in ein fremdes Land. Wo wir keine Möglichkeiten mehr sehen, lässt Gott neue Chancen aufblühen. Und manchmal sogar ganz unvorstellbare! Dinge, von denen wir nicht geträumt hätten. Gottes Segen reicht für uns und andere. Ich kann mir gut vorstellen, wie Josef in Ägypten wieder auflebt. Wie er sich so langsam von dem Schock der Verschleppung erholt und sich an seinem Erfolg freut. Die Sehnsucht nach dem Vater und der Heimat bleibt sicherlich. Und so ist es ja auch mit dem ›neuen Land‹, das wir uns erkämpfen müssen. Sei es nun eine Krankheit oder ein Verlust, den wir zu verschmerzen haben. Die Sehnsucht nach dem vorigen Zustand läuft lange Zeit mit, auch wenn wir neue Chancen entdecken.

Josef geht es schlecht, doch er erfährt: ›Der Herr in seiner Treue stand ihm bei.‹ (1. Mose 39,21) Okay, wir wünschen uns Gottes Beistand dann so: Hol mich aus dem Gefängnis raus! Befreie mich aus meiner unangenehmen Situation. Aber Gottes Uhren ticken anders als unsere, seine Pläne reichen weiter als unser kleiner Horizont. Gott will zum Beispiel Josef nicht einfach in seine alte Situation zurückschicken, Gott bereitet etwas Neues, Großartiges vor. Gottes Liebe hat immer ein Ziel im Auge. Gott hat uns nicht versprochen, uns vor allen dunklen und schweren Situationen zu bewahren, aber er hat uns zugesagt, in allen Situationen bei uns zu sein.

›Gott umarmt uns mit der Wirklichkeit‹ – in Zeiten, in denen es aufwärtsgeht, kommt uns dieser Gedanke näher. Aber er ist nicht unangefochten. Denn der Glaube muss manchmal aushalten, dass die Treue zu Gott und das Vertrauen auf ihn nicht immer direkt belohnt werden. Ganz im Gegenteil. Es zahlt sich nicht immer aus, die Wahrheit zu sagen, Träume loszulassen oder ohne zu betrügen durchs Leben zu gehen: Es kann uns ganz schön viel kosten: Geld, den guten Ruf oder sogar die Freiheit. Gerade solche bitteren Erfahrungen rütteln dann an unserem Glauben. Warum hilft Gott mir nicht, wo ich mich doch nach seinem Willen gerichtet habe!? Warum habe ich finanzielle Probleme? Warum werde ich schief angesehen? Warum sind andere so scheinbar gesegnet und ich nicht? Warum?

Im Rückblick auf seine Lebenserfahrung kann Josef schließlich sagen, dass sich Gottes Plan in seinem Leben erfüllt hat, allerdings ganz anders, als er zuvor geträumt hatte. Josefs Geschichte lädt uns ein, uns mit unserer eigenen Lebensgeschichte zu versöhnen. Wie krumm und schief sie auch gewesen sein mag: Gott schaut noch einmal ganz anders darauf. Er gibt ihr eine andere Bedeutung. Einen Sinn, den wir vielleicht noch gar nicht erahnen können. Deshalb denke daran: Auch wenn Menschen oder Umstände es böse mit dir meinten oder meinen, Gott gedenkt, es gut zu machen. Gott verliert uns nicht aus den Augen – auch eine lange Zeit nicht. Das ist so tröstlich an dieser Geschichte. Nicht Eifersucht und Hass stehen am Ende, sondern Versöhnung mit dem Umfeld und mit der eigenen Lebensgeschichte. Ich wünsche uns, dass wir das im Rückblick auf unser Leben sagen können: Gott hat mich mit der Wirklichkeit umarmt.«[112]

10. Paaren mit unerfülltem Kinderwunsch hilfreich begegnen!

Omas! Kinderwunsch – von der Kunst nicht zu drängeln …

Der Schmerz, keine Kinder zu bekommen, wenn man es möchte, ist für Betroffene oft sehr schwer auszuhalten. Viele berichten, dass gerade achtlose Kommentare oder Vergleiche aus dem familiären Umfeld ihnen sehr wehgetan haben. »Nimm dir mal ein Beispiel an deiner Schwägerin, die hat immerhin schon zwei Kinder in die Welt gesetzt!« Nicht immer ist die Beziehung zwischen den Generationen und Schwiegerfamilien derart entspannt, dass man offen und ehrlich miteinander sprechen kann – und möchte. Alte Verletzungen, das Gefühl, von den Schwiegereltern nicht angenommen, in deren Augen nichts wert zu sein, schießen manchmal raketenartig in solchen Belastungssituationen an die Oberfläche. Wie gern würde man es allen zeigen! Warum klappt es nur nicht? Oftmals rüttelt der unerfüllte Kinderwunsch an den Grundfesten der Identität – und es gehört schon bereits in einer nicht angespannten Situation eine ordentliche Portion Mut und Standfestigkeit dazu, die Karten offen auf den Tisch zu legen. Wie viel mehr, wenn der Konflikt unterschwellig brodelt und die kleinste Gelegenheit ihm zum Ausbruch verhilft?

Daher ist an dieser Stelle für Angehörige sehr viel Feingefühl angesagt. Gern können Sie Hilfe anbieten oder Gesprächsbereitschaft signalisieren. Es ist aber wünschenswert, dass Sie es auch respektieren, wenn Sie jetzt oder überhaupt nicht gefragt sind – eben weil Sie so nah dran sind. Oder weil der Wunsch nach Intimität in diesen Fragen und nach einem sicheren Raum an sich so groß ist. Und das gilt ganz unabhängig davon, wie Sie das für sich selbst wahrnehmen und wie Sie in diesem speziellen Fall handeln würden oder früher gehandelt haben. Das kinderlose Paar muss seinen eigenen Weg finden (dürfen!), mit dieser herausfordernden Situation gut umzugehen. Immerhin müssen diese beiden auch später mit den Konsequenzen leben. Also noch mal: Druck erzeugt Gegendruck. Respektvoller Umgang und Behutsamkeit ist angesagt.

»›Frau Schlager ist schon wieder Oma geworden! Wann endlich bin ich an der Reihe? Sieh mal zu ...‹ So – oder ähnlich lauteten die mehr oder weniger ›witzig‹ formulierten Appelle meiner Mutter – als ich noch Single war! Auch wenn ich das nach außen hin ignorierte und mich mit Äußerungen zurückhielt, merkte ich doch, wie sehr die Botschaft angekommen war – und mir Druck machte, nun wenigstens rasch einen Lebenspartner als wichtigste Voraussetzung für die Erfüllung meines (ihres?) Kinderwunsches zu finden.« – Claudia (41)

»Mit meiner Schwiegermutter kann ich richtig gut reden. Sie drängt sich nicht auf, aber man spürt irgendwie, dass sie immer gesprächsbereit ist. Sie strahlt so eine Ruhe aus. Und ist gar nicht beleidigt, wenn man mal nichts Persönliches erzählt. Wir können auch gut gemeinsam schweigen, über Gott und die Welt reden oder einfach Musik hören, während wir ein gemeinsames Essen vorbereiten. In unserer Familie ist das ganz anders. Meiner Mutter gehe ich manchmal schon regelrecht aus dem Weg oder versuche, nicht mit ihr allein zu sein. Seit sie Witwe ist, möchte sie so sehr an unserem Leben Anteil haben, dass sie mir oft ganze Löcher in den Bauch fragt. Das ist mir sehr unangenehm, besonders seit sie das Thema Familienplanung aufgegriffen hat ...« – Elke (33)

Heikles Thema Kinderwunsch

Das Lebenstempo im Allgemeinen scheint in den letzten Jahren nochmals ein ganzes Stück zugenommen zu haben. Viele sind so sehr mit sich und ihrem Leben beschäftigt, dass sie die Traurigkeit, den Frust und den Stress zum Thema Kinderwunsch anderer gar nicht mehr wahrnehmen und sie folglich auch nicht ansprechen.

Doch das allein wäre zu einfach, denn: Die Ratlosigkeit ist oft groß. *Wie verhält man sich angemessen gegenüber Paaren mit unerfülltem Kinderwunsch? Was ist sinnvoll, was ist zu viel? Wo sollte man etwas ansprechen, wo besser schweigen? Und was in aller Welt macht man bloß, wenn man selbst betroffen war, nun aber doch noch schwanger geworden ist – eine Schwangerschaft, welche die beste Freundin so unendlich trifft, die aber Tatsache ist und über die man sich doch andererseits auch so sehr freut?*

»Jahrelang ging es mir und meiner Schwägerin ähnlich. Gut, wir hatten ein Kind, sie keines, aber als ich nach fünf Jahren und zwei Fehlgeburten immer noch nicht wieder schwanger war, begannen wir unser Leid zu teilen. Sie kommt aus einer Familie mit vielen Geschwistern. Der Kindersegen ist dort reichlich vorhanden, umso schmerzhafter war es für sie selbst, trotz aller Versuche und Wartezeiten nicht schwanger zu werden. Es war ein wenig so, als flüchtete sie sich dann auf Familienfeiern zu mir. Ich empfand es als enorm kompliziert, als ich nach neun Jahren plötzlich doch noch schwanger wurde und traute mich kaum, es ihr zu sagen. Erst jenseits der 20. SSW, der Bauch war schon nicht mehr richtig zu verstecken, habe ich es dann getan. Es war für uns beide schwierig. Ich selbst fühlte mich völlig zerrissen zwischen ihrer Not und meiner Freude über das Kind. Sie selbst sah so verloren und traurig aus, dass es mir fast das Herz brach. Seitdem ist unser Miteinander nicht mehr ganz so unbelastet. Es wird langsam wieder besser, weil sie weiß, dass ich auch lange getrauert habe, und ich ja keine Schuld an ihrer Situation trage, aber es war einfach ungeheuer niederschmetternd für Daniela.« – Conny (42)

»Als ich mit unserer zweiten Tochter schwanger war, erwarteten mit mir fast gleichzeitig Klaudia, eine meiner besten Freundinnen, und Sabine, eine Mutter aus unserer Krabbelgruppe, ebenfalls ein Baby. Letztere erschien kurze Zeit später mit verweintem Gesicht bei unserem Treffen: Sie hatte ihr Baby verloren. Mir wurde ganz anders und es tat mir so leid. Hilflos ver-

suchte ich, Sabine zu trösten. Das hätte mir ja ganz genauso passieren können. Wenige Tage drauf telefonierte ich mit Klaudia. Auch sie hatte eine Fehlgeburt durchgemacht. Während ich nun versuchte, auch ihr beizustehen, kam ich mir gleichzeitig so unbefugt vor, mit meinem lebenden Kind im Bauch. Von dem Moment an war ein Gedanke mein Begleiter: ›Wer gibt mir die Garantie, dass mein Baby leben darf? Niemand! Vielleicht habe ich das ja auch noch vor mir?‹ Das war eine schwere Zeit. Erst in der 17. SSW informierte ich unser Umfeld und quasi auf den letzten Drücker auch meinen Arbeitgeber – und erntete Unverständnis, weil ich so lange nichts gesagt hatte – und dann nur auf die Schnelle. Tatsache war jedoch: Wohl war mir immer noch nicht dabei. Ich bangte während der Schwangerschaft bis zur Lebensfähigkeit meines Kindes dann Woche um Woche. Die Spannung ließ erst nach, als Lina schließlich am Termin putzmunter zur Welt kam. Und ich bin noch heute unendlich dankbar, dass sie leben darf.« – Uta (40)

Sich bewusst zu machen, dass Sensibilität und Fingerspitzengefühl gefragt ist, weist ein wenig den Weg im Umgang mit Betroffenen. Ein Standardrezept gibt es nicht.

»Hilfreiches und wenig Förderliches sind schwierig zu formulieren, da man ja nicht jeden Tag gleich empfindet.« – Petra (37)

»Wir leben nun einmal in dieser Welt. Man kann nicht erwarten, dass die Leute übersensibel durch die Gegend laufen und sich bei jedem überlegen, welche Themen sie nicht ansprechen sollten. Es ist halt schmerzhaft. Selbst wenn man versucht, dem auszuweichen, wird man doch immer wieder damit konfrontiert.« – Nicole (40)

Auf drängende Fragen, die dem Gegenüber keinen Spielraum lassen, sollte man besser verzichten. Unendlich viele kinderlose Paare sind sehr verletzt durch unbedachte Bemerkungen wie: »Ihr müsst wohl ein wenig mehr üben.« Oder: »Doppelverdiener, keine

Kinder – die wollen wohl alles mitnehmen. Die sind so egoistisch, ein Kind würden die sich doch nie ans Bein binden ...« – Doch viele würden das, sogar sehr gern! Aber sie wollen andererseits auch nicht mit einer Informationstafel vor dem Bauch herumlaufen, die erklärt, warum es nun in ihrem speziellen Fall bisher nichts geworden ist. Daher geben offene Fragen grundsätzlich mehr Freiheit für die Antwort: »Wie stellt Ihr Euch Euer Leben vor? Was sind Eure Ziele und Träume?« Oder: »Welche Rolle spielt es für Euch, (einmal) eine Familie zu haben?« Es sollte klar sein, dass Fragen zu diesen innersten Wünschen einer Vertrauensebene bedürfen, die über längere Zeit aufgebaut wurde. Man selbst möchte ja auch nicht jedem flüchtig Bekannten gleich seine eigene Lebens- oder Krankengeschichte erzählen. Angesprochene vertrauen sich nur in dem Maße an, wie es für sie gerade möglich ist und in diesen Kontext passt. Aber auch die beste Vertrauensbeziehung sollte respektieren, dass es manches gibt, was man zu Recht auch gern ganz allein für sich behalten möchte.[113]

Wenn unter sehr guten Freundinnen mit länger bestehendem Kinderwunsch eine zuerst schwanger wird – was ja naturgemäß kaum zu vermeiden ist –, so kann dies für die Freundschaft eine ganz schöne Belastungsprobe darstellen. Diese Situation ist für beide meist schwierig, weil sie mit den veränderten Rollen einen neuen Umgang finden müssen. Die nicht schwangere Freundin erlebt ein Wechselbad der Gefühle, oftmals auch Zweifel am Ich und an Gott: *Warum gerade sie und nicht ich? Was macht Gott da eigentlich? Und was tut er nicht? Und warum nicht?* Und selbstverständlich ist es auch herausfordernd für die schwangere Freundin. In ihr ist Freude und Trauer, Mitleid, manchmal Überschwang, Erleichterung, endlich – doch noch! Dieses Wechselbad der Gefühle an sich ist völlig normal. Wenn allerdings diese überschwängliche Freude in der Freundschaft zum Dauerbrenner wird, gar ständiges Thema, so kann dies zum Rückzug bis zum Zerbruch der Freundschaft führen. Nicht jede Freundin hält das aus – und zieht sich vielleicht zurück. Unter echten Freunden ist daher ein offenes Wort besser: »Möchtest du lieber mehr Distanz – oder ist es o.k., wenn wir uns weiterhin so häufig sehen?« Umgekehrt wäre es schön, wenn auch Kinderlose den Mut finden würden zu sagen, was schmerzt – ebenfalls mit Feingefühl. Auf diesem Feld der gegenseitigen Rücksichtnahme gibt es noch viel Boden zu bestellen.

»Es fiel mir schwer, in Familien mit Kleinkindern zu Gast zu sein. Da stand mir immer vor Augen, was uns doch fehlte im Leben.« – Petra (37)

»Lästige Fragen aus dem Umfeld beantwortete ich immer mit dem Satz: ›Es kommt im Leben eben nicht immer so wie wir es gerne hätten. Aber es wird schon alles seinen Sinn haben.‹ Danach kamen in der Regel keine Fragen mehr… Und irgendwann hat ja auch mal jeder gefragt.« – Silvia (40)

Vorsicht Fettnäpfchen! Schwierige Verhaltensweisen, die ein Paar mit unerfülltem Kinderwunsch belasten

Wenn ein »schwangeres« Paar im Beisein des betroffenen Paares nur ein Thema kennt, den Babybauch streichelt, direkte Fragen gestellt werden, wann denn Nachwuchs »geplant« sei, Geschenke von Babykleidung und Spielzeug oder gar Kommentare wie »Euch muss einer nochmals erklären, wie es genau geht …« und Ähnliches sind unschöne Verhaltensweisen wie auch Beschuldigungen und Mutmaßungen. »Wenn du nur damals auf mich gehört hättest und die Entzündung früher ausgeheilt wäre!«; »Dass du nicht schwanger wirst, liegt sicher daran, dass…« Oder Zuweisungen und Entmutigungen: »Bei Euch liegt das wohl in der Familie. Das kann ja nichts werden…«; »Ich hab's ja gleich gesagt, der Schwangerschaftsabbruch damals, das hast du nun davon …«; »Du bist doch eh schon zu alt, du willst doch nicht ernsthaft noch ein Kind. Wer soll das denn großziehen? Auf mich brauchst du da nicht zählen.« Kaum zu ermessen, wie viel unsagbares Leid durch derartige Bemerkungen, Sticheleien und Kommentare in Menschen mit unerfülltem Kinderwunsch Tag für Tag ausgelöst wird.

»Als Leiterin einer großen Tagesstätte für Kinder hatte ich auch viel mit schwangeren Frauen zu tun. Gerne teilten sie uns Erzieherinnen ihre Schwangerschaftsprobleme mit. Gerne hörte ich auch zu, tröstete, spendete Mut, nahm auch mal in den Arm. Aber irgendwann kam der Punkt, an dem ich das bei unseren Schwangeren nicht mehr konnte. Da gab es dann eine Absprache zwischen der Kollegin und mir: ›Für die Schwangerschaftsprobleme anderer Leute ist ab jetzt die Kollegin zuständig.‹ So eine Absprache kann sehr befreien.« – Silvia (40)

Zufluchtsort sein

Stattdessen drückt es Empathie aus, wenn man fragt: »Magst du mir mal in Ruhe erzählen, wie es dir damit geht? Braucht ihr in irgendeiner Form ein offenes Ohr oder konkrete Hilfe, wenn ja, sprecht uns an, gern auch irgendwann später. Ihr könnt immer darauf zurückkommen.« Außerdem hilft es, wenn man sich nicht immer nur mit Kindern, sondern auch mal allein als Paar trifft und die Kinder dabei einmal nicht Thema sind. Wenn man selbst Kinder hat, kann es wichtig werden, mit den Freunden zu sprechen, wie viel Zeit mit den Kindern sie gut verkraften können und was ihnen Mühe macht.

! **Tipp:** Birgit Schilling, Buchautorin von »Kinderlos – Wir haben es uns so sehr gewünscht« und selbst Betroffene rät, sich frei zu machen von dem Anspruch, »erfolgreich« helfen zu müssen und Antworten parat zu haben. Stattdessen sei es hilfreich, einfach da zu sein, einen langen Atem zu haben und den Freunden Gelegenheit zu geben, ihren Gefühlen und ihrer Frustration unsortiert Ausdruck zu verleihen, treu für sie zu beten, eventuell auch gemeinsam mit ihnen. Denn es gibt Zeiten, wo sie selbst dazu nicht mehr in der Lage sind. Und noch einen weiteren wichtigen Hinweis gibt sie: »Seien Sie tolerant und akzeptieren Sie die persönlichen Entscheidungen Ihrer kinderlosen Freunde. Seien Sie im Blick auf die unterschiedlichsten Behandlungsmethoden zurückhaltend mit Ihrer eigenen Meinung. Respektieren Sie auch in der Frage der

Adoption eines Kindes die persönliche Entscheidung des Paares, selbst wenn Sie selber in dieser Situation anders entscheiden würden.«[114]

»Es werden immer nur die Frauen gefragt: ›Und, bekommt ihr bald ein Baby?‹ Mein Mann wurde nie, nicht einmal *gefragt! Angefangen hat die Fragerei so etwa zwei Jahre nach der Hochzeit, geendet hat sie erst rund zehn Jahre später.«* – Birgit (49)

»Als ich beruflich eine Leitungsaufgabe übernahm, bekam ich permanent von ganz verschiedenen Leuten zu hören: Jetzt wirst du bestimmt schwanger! Das war jedoch nie der Fall. Widersinnigerweise passierte es mehrmals später, dass die gleiche Person sagte: Dir war doch die Arbeit wichtiger als Kinder, oder?« – Birgit (49)

Unerfüllter Kinderwunsch und Seelsorge

Es kann sehr hilfreich und wohltuend sein, als Paar mit unerfülltem Kinderwunsch – oder auch als betroffene Einzelperson – Seelsorge oder Beratung wahrzunehmen, sein Herz auszuschütten und sich einen verständnisvollen Ansprechpartner zu suchen.

! **Tipp:** Als Berater oder Seelsorger haben Sie die Aufgabe erst einmal ausschließlich ein Ohr für die Anliegen des Klienten zu haben – ohne gleich Lösungen anbieten zu wollen. Was liegt obenauf? Was möchte mein Gegenüber loswerden? Womit fühle ich mich angesprochen?

Hören Sie dann in sich hinein und fragen Sie sich: Kann ich das, was an mich herangetragen wird, leisten? Gibt es Kollisionen mit meinen eigenen Wertvorstellungen? Kann ich damit gut umgehen? An welchen Stellen brauche ich konkrete Mehrinformationen? Zum Beispiel ist das Thema künstliche Befruchtung und der Umgang mit befruchteten Eizellen nach meiner Erfahrung für viele Mitarbeiter, Pastoren und Seelsorger sehr verunsichernd, weil sie die medizinischen Einzelheiten nicht genau kennen und sich fragen, wie das alles ethisch beziehungsweise vom christlichen Glauben her zu betrachten sei. Hilfestellungen dazu gibt die Bundesgeschäftsstelle des Weißen Kreuzes e. V. in Ahnatal, indem sie kompetente Ansprechpartner oder Literatur vermittelt.[115]

Andere wichtige Fragestellungen sind: Gelingt es mir, mehr zu hören als Rat-Schläge auszuteilen? Kann ich die Ratsuchenden auch an kompetentere Stellen weiterleiten, wenn ich das Gefühl habe, nicht klarzukommen? Grundsätzlich ist es auch schön, wenn Sie für die Ratsuchenden beten können. Auf Wusch gemeinsam mit ihnen, oder aber auch in deren Abwesenheit. Doch beachten Sie bitte: Wenn Sie beten, dann ist es meist hilfreich, darum zu beten, dass Gottes Wille in der Situation der Ratsuchenden geschieht, dass er tröstet und den Betroffenen nahekommt, dass er Wünsche sieht und Wunden heilt. Nicht jedoch in erster Linie das konkrete Gebet um das Wunschkind. Vielleicht verwundert Sie dies. Heißt es nicht an anderer Stelle: »Ihr habt nicht, weil ihr nicht bittet.«? Ja – sicher, und in der Bibel erhalten wir zum Beispiel mit Hannah ein sehr gutes Beispiel für eine sehr intensiv bittende kinderlose Frau.[116] Aber in der seelsorgerlichen Begleitung berichten nicht wenige Paare mit christlichem Hintergrund, dass manchmal das konkrete Gebet um ein Kind sehr nahe und drängend an sie herangetragen wurde. Vielleicht könnte man sogar sagen, ein Stück weit manipulativ: »Ihr müsst nur genug Glauben haben, *richtig* beten, beharrlich sein …« – Aber wenn sich dann der Herzenswunsch nicht erfüllte? Je länger das Kind ausblieb, desto mehr bekamen die kinderlosen Ratsuchenden ein schlechtes Gewissen, das Problem sei nur, dass sie wohl nicht genug Glauben gehabt hätten. Was folgte war Beschämung und Rückzug. Irgendwann waren sie die Fragen oder meist auch eher die fragenden Blicke der Glaubensgeschwister, die mit ihnen gebetet hatten, leid und wollten diesen gar nicht mehr unter die Augen treten. So waren sie mit einer weiteren Last beschwert. Dieses Erleben schildern auch Birgit und Wolfgang Schilling: »In dieser Zeit hatten Freunde von uns den Eindruck, von Gott die feste Zusage bekommen zu haben, dass ich innerhalb des nächsten Jahres schwanger werden würde. Zunächst waren wir beglückt über diese Aussichten. Doch als in den nächsten Monaten keine Schwangerschaft eintrat, wurden Begegnungen mit ihnen peinlich. Woran lag es, dass ich nicht schwanger wurde? An uns oder an den Freunden? Irgendwie fühlten Wolfgang und ich uns als Versager.«[117] In ihrem Buch geben sie gute Hinweise zum geistlichen Umgang mit diesen Fragestellungen.

Grundsätzlich sollte klar sein, dass Seelsorge an und mit Menschen mit unerfülltem Kinderwunsch ein komplexes und hoch sensibles Thema ist, das Fingerspitzengefühl und viel Sensibilität erfordert.

Unerfüllter Kinderwunsch und Kunst

Auch Kunst kann eine Form der Verarbeitung sein. Lassen Sie sich von den nachstehend beschriebenen Projekten inspirieren:

Die Malerin und Team. F-Gebetsseelsorgerin Mayra Pankow, Mülheim, bietet Interessierten die Gelegenheit, **Gebet und Malen** miteinander zu kombinieren. Mit viel Sensibilität wird Gebet angeboten. Die dabei gewonnen Gedanken und Bilder werden malerisch umgesetzt.[118]

Zum zehnjährigen Bestehen der Kinderwunschpraxis Gelsenkirchen haben die Künstler Andy Dino Iussa und Erhard Ufermann (unter anderem Robert-Jungk-Preisträger 2007)[119] mit Patientinnen und Patienten der Praxis und der Fotografin Bettina Osswald die **Ausstellung »Wurzeln und Flügel«** entwickelt. In mehreren Gesprächen wurden Fragen diskutiert wie: Was verbinde ich mit dem Begriff »Kind«? Welche Erwartungen und Sehnsüchte sind mit meinem Kinderwunsch verbunden? Was wird mir fehlen, wenn wir (keine) Kinder haben? Es wurden inszenierte Fotografien erarbeitet, denen Interviews, Texte oder Lieder der Betroffenen zur Seite gestellt wurden. Über Kopfhörer erfuhren die circa 80 Besucher sehr unmittelbar, nah und unverfälscht viele persönliche Aspekte ungewollter Kinderlosigkeit. Nach der Vernissage am 22.11.2009 eröffnete die WDR-Redakteurin Katharina Gödde (»Hallo-Ü-Wagen«) die

Podiums- und Publikumsdiskussion, in der Gäste aus Medizin und Management, Patientinnen und Patienten sowie interessierte und zugleich sehr engagierte Besucherinnen und Besucher zu Wort kamen.[120]

Eine künstlerische Verarbeitung kann auch über das **Erstellen von Kollagen** zu oben genannten Fragen angeleitet werden.

11. Statt eines Nachworts

Viel Wissenswertes haben Sie in diesem Buch gefunden. Aber sicher auch manch Unerfreuliches und Trauriges. Wir sind viel Leid begegnet, aber auch Perspektiven, die bei einer Neuausrichtung helfen können.

Wie können Sie nun weiter vorgehen?

Bedeutsam ist es, dass Sie im Gespräch *miteinander* bleiben, sich nicht entfremden, sondern für sich allein und als Partner Ziele festsetzen. Manches Mal mag es notwendig sein zu überprüfen: »Sind wir noch auf dem von uns gewählten Weg?« Ein anderes Mal müssen Grenzen gezogen werden.

Entscheidend ist Ihre Selbstwirksamkeit in diesem bisweilen langwierigen Prozess. Über das Ergebnis können Sie nicht entscheiden – aber sehr wohl über Ihren Weg.

Dazu wünsche ich Ihnen von Herzen viel Weisheit und Gottes reichen Segen!

Ute Buth

12. Hilfreiche Literatur

Kinderwunsch:

- Birgit und Wolfgang Schilling. Wir haben es uns so sehr gewünscht. Kinderlos – ein Ehepaar berichtet. Witten: SCM R.Brockhaus 2003 (vergriffen).
- Reproduktionsmedizin. Weißes Kreuz Zeitschrift I/2008, Heft Nr. 33, http://www.weisses-kreuz.de/uploads/tf/29_02_2008-10_55_37-wk33_310108korr4.pdf, 15.2.2010.

Tod eines Kindes:

- Kari Vinje / Vivian Zahl-Olsen. Pelle und die Geschichte mit Mia. Gießen: Brunnen-Verlag 2008.
- Jo-Jacqueline Eckhardt. Wohnst du jetzt im Himmel? Ein Abschieds- und Erinnerungsbuch für trauernde Kinder. Gütersloher Verlagshaus 3. Aufl. 2004.
- Harriet S. Schiff. Verwaiste Eltern. Stuttgart: Kreuz-Verlag 7. Aufl. 1997 (vergriffen).

Fehlgeburt:

- Ute Horn. Leise wie ein Schmetterling. Holzgerlingen: SCM Hänssler 2. Aufl. 2005.
- Sabine Herold. Bin kaum da, muss schon fort. Moers: Brendow-Verlag 2006.

13. Internetadressen zum Thema

Kinderwunsch:

- Beratungsnetzwerk Kinderwunsch – Deutsche Gesellschaft für Kinderwunschberatung http://www.bkid.de
- Hannahs Schwestern http://www.hannahsschwestern.de/

Fehlgeburt:

- Bundesverband Verwaiste Eltern in Deutschland e. V. www.veid.de

Vorgeburtliche Diagnostik (Pränataldiagnostik) / Fehlbildungen und Erbgutstörungen:

- Deutsches Downsyndrom-Infocenter http://www.ds-infocenter.de/
- Leona e. V. – Verein für Eltern chromosomal geschädigter Kinder e. V www.leona-ev.de
- ASBH e. V. Arbeitsgemeinschaft Spina bifida und Hydrocephalus Bundesverband www.asbh.de

Schwangerschaftskonflikt / Hilfsadressen:

- Weißes Kreuz Deutschland e. V. www.weisses-kreuz.de
- Treffen Christlicher Lebensrechtsgruppen www.tclrg.de
- Lea Schweiz http://www.lea-schweiz.ch

14. Quellennachweis

1 1. Samuel 1,8b – Neues Leben. Die Bibel. © Copyright der deutschen Ausgabe 2002 und 2006 by SCM R.Brockhaus im SCM-Verlag GmbH & Co. KG, Witten.
2 http://www.welt.de/politik/article4237115/Warum-wir-noch-keine-Kinder-haben.html, welt-online, 01.08.2009.
3 http://www.spiegel.de/panorama/gesellschaft/0,1518,693518,00.html, 20.5.2010.
4 http://www.spiegel.de/panorama/justiz/0,1518,695162,00.html, 20.5.2010.
5 http://www.nzzfolio.ch/www/d80bd71b-b264-4db4-afd0-277884b93470/showarticle/b52ab9eb-b733-441e-aa54-9afc372a6016.aspx, 12.2.2010.
6 Natürlich und sicher. Arbeitsgruppe NFP. Stuttgart: Trias Verlag 17. Auflage 2005.
7 http://www.familienplanung-natuerlich.de/zykluscomputer/zykluscomputerdetail/index.php, 17.5.2010.
8 Neues Leben. Die Bibel. © Copyright der deutschen Ausgabe 2002 und 2006 by SCM R.Brockhaus im SCM-Verlag GmbH & Co. KG, Witten.
9 http://www.focus.de/gesundheit/baby/news/zeugung-familienbande-bestimmen-geschlecht_aid_355098.html, 12.2.2010.
10 http://www.frauenaerzte-im-netz.de/de_news_652_1_150.html, 10.8.2009.
11 http://www.diabetes.uni-duesseldorf.de/fachthemen/schwangerschaft/?TextID=842#6, 10.8.2009.
12 PD Dr. med. Thorsten Fischer, München, in: Kiechle. Gynäkologie und Geburtshilfe. München: Urban & Fischer 1. Auflage 2007.
13 a.a.O.
14 a.a.O.
15 http://www.wunschkinder.net/aktuell/wissenschaft/schwangerschaft/roetelnimpfung-und-kinderwunsch-181/, 10.8.2009.
16 Breckwoldt, Kaufmann, Pfleiderer. Gynäkologie und Geburtshilfe. Stuttgart: Thieme Verlag 5. Auflage 2007.
17 Kiechle, Gynäkologie und Geburtshilfe. München: Urban & Fischer 1. Auflage 2007.
18 http://www.wunschkinder.net/aktuell/wissenschaft/schwangerschaft/roetelnimpfung-und-kinderwunsch-181/, 12.2.2010.
19 http://de.wikipedia.org/wiki/Schwangerschaftstest, 21.8.2009.

20 Prof. Dr. Franz Kainer, München in: Kiechle, Gynäkologie und Geburtshilfe. München: Urban & Fischer 1. Auflage 2007.
21 http://www.schwanger-info.de/1097.0.html#eba01db243aa8af06bc507642d310295, 21.8.2009.
22 4. Bochumer Perinatalsymposium »Schwanger 40+/-« 16.1.2010, Vortrag von Dr. Ute Czeromin: Alles noch möglich oder beraten wir zu spät?
23 http://www.dgu.de/infertilitt.html#c198, 13.2.2010.
24 http://www.kup.at/kup/pdf/7272.pdf, 19.5.2010.
25 http://www.welt.de/wissenschaft/medizin/article7443997/Was-Maenner-fuer-ihre-Zeugungsfaehigkeit-tun-koennen.html, 19.5.2010.
26 http://www.team-f.de/aktuell/buchtipps/#lspiel, 13.2.2010 bzw. Team.F – Neues Leben für Familien, Honseler Bruch 30, 58511 Lüdenscheid, 02351-81686.
27 Dr. Hans Jellouschek. Die Paartherapie. Stuttgart: Kreuz Verlag 2005.
28 Vgl. 1. Samuel 1,10.
29 www.weisses-kreuz.de, 13.2.2010, Weißes Kreuz Deutschland e. V. Sexualethik und Seelsorge im Dachverband des Diakonischen Werkes, Weißes-Kreuz-Str. 3, 34292 Ahnatal, Tel.: 05609-83990.
30 Natürlich und sicher. Arbeitsgruppe NFP. Stuttgart: Trias Verlag 17. überarbeitete Neuauflage 2005.
31 Von lateinisch *invadere* – eindringen; in medizinischem Sinne Verfahren, die in den Körper eindringen, wie zum Beispiel eine Operation oder eine Probeentnahme.
32 a. a. O.
33 4. Bochumer Perinatalsymposium »Schwanger 40+/-«, 16.1.2010, Vortrag von Dr. Ute Czeromin: Alles noch möglich oder beraten wir zu spät?
34 http://www.kinderwunsch-hildesheim.de/index.php/kinderwunschtherapie-mainmenu-31/diagnostik-mainmenu-33 , 17.05.2010.
35 Siehe Fußnote 31 zu »invasiv«.
36 http://www.ivfzentrum.de/index.php?lang=de&id=14, 17.5.2010.
37 Christoph Keck/Joseph Neulen/Meinert Breckwoldt. Endokrinologie Reproduktionsmedizin Andrologie, Praxis der Frauenheilkunde Band I. Stuttgart: Thieme 1997.
38 Vgl. Römer 8,28.
39 Weißes Kreuz Zeitschrift I/2008, Heft Nr.33, Interview »Wegbegleiterin aus *Beruf*ung«, http://www.weisses-kreuz.de/uploads/tf/29_02_2008-10_55_37-wk33_310108korr4.pdf, 15.2.2010.

40 WHO – World Health Organisation – Weltgesundheitsorganisation: http://www.who.int/en/, 17.5.2010.
41 http://www.ivfzentrum.de/index.php?lang=de&id=14, 17.5.2010.
42 http://www.ivfzentrum.de/index.php?lang=de&id=444, 17.5.2010.
43 http://www.wunschkinder.net/infosammlung/StellungnahmeDeutscheGesellschaftFuerEmbryologieZurFehlbildungenNachICSI, 10.10.2009.
44 Weißes Kreuz Zeitschrift I/2008, Heft Nr.33, Interview »Wegbegleiterin aus *Beruf*ung« http://www.weisses-kreuz.de/uploads/tf/29_02_2008-10_55_37-wk33_310108korr4.pdf, 15.2.2010.
45 Prof. Kiesel, Gynäkologe Uniklinikum Münster, http://www.wunschkinder.net/infosammlung/StellungnahmeDeutscheGesellschaftFuerEmbryologieZurFehlbildungen-NachICSI, 11.10.2009.
46 Weißes Kreuz Zeitschrift I/2008, Heft Nr.33, Interview mit Dr. med. Ina Walter-Göbel »Wegbegleiterin aus *Beruf*ung«, http://www.weisses-kreuz.de/uploads/tf/29_02_2008-10_55_37-wk33_310108korr4.pdf, 15.2.2010.
47 http://www.ivf.at/InVitroMaturation/tabid/115/language/de-De/Default.aspx, 30.06.2010.
48 http://www.wunschkinder.net/infosammlung/Ueberstimulationssyndrom, 11.10.2009.
49 http://www.kryobank-duesseldorf.de/index.php?PHPSESSID=9af32845f44f37954462d3c35225abc1&lang=de&id=21, 4.10.2009.
50 http://www.spiegel.de/wissenschaft/medizin/0,1518,703502,00.html, 30.6.2010.
51 Weißes Kreuz Zeitschrift I/2008, Heft Nr.33, Interview »Wegbegleiterin aus *Beruf*ung«, http://www.weisses-kreuz.de/uploads/tf/29_02_2008-10_55_37-wk33_310108korr4.pdf, 15.2.2010.
52 http://www.zeit.de/2010/28/M-PID, 8.07.2010.
53 http://www.tageschau.de/ausland/zwillingeindien100.html, 29.6.2010.
54 Berthold Brecht. Der Jasager und der Neinsager. Berlin: Edition Suhrkamp 27. Aufl. 1999.
55 http://www.welt.de/politik/deutschland/article6408343/So-lebt-es-sich-umgeben-von-Greisen-oder-Babys.html, 16.2.2010.
56 http://www.rechtslupe.de/sozialrecht/kostenzuschuss-fuer-kuenstliche-befruchtung-37823, 17.2.2010.

57 http://www.focus.de/finanzen/recht/kinderkosten/saftige-rechnung_aid_20574.html, 17.2.2010, Helmut Achatz. Preis des Elternglücks. Fokus Money Online, 24.3.2006.
58 http://www.wunschkinder.net/aktuell/gesellschaft/politik/diskussion-um-kostenuebernahme-2637/, 24.2.2010.
59 http://www.tab.fzk.de/de/projekt/zusammenfassung/ab94.htm, 17.5.2010.
60 http://www.focus.de/gesundheit/ratgeber/krebs/news/praeimplantationsdiagnostik-erstes-baby-ohne-brustkrebs-gen_aid_357427.html, 2.9.2009.
61 http://www.welt.de/wissenschaft/article907360/Schweden_erlaubt_Designer_Baby.html, 30.5.2007.
62 http://cloning.ch/newsdetails.php?recordID=52, 17.5.2010.
63 http://www.nzzfolio.ch/www/d80bd71b-b264-4db4-afd0-277884b93470/showarticle/b52ab9eb-b733-441e-aa54-9afc372a6016.aspx, 12.2.2010.
64 http://www.hebammenverband.de/index.php?id=888, 14.10.2009.
65 http://www.doula-info.de, 24.2.2010.
66 Vortrag Deutscher Ärztinnenbund Regionalgruppe Bochum Ursula Heckel (Klinikseelsorgerin Bochum): »Ort der Trauer und der Hoffnung – Grabstätte für fehl- und totgeborene Kinder in Bochum und ihre Bedeutung für den Trauerprozess und seine Begleitung«, 20.6.2010.
67 http://www.veid.de/824.0.html, 22.2.2010.
68 http://74.6.239.67/search/cache?ei=UTF-8&p=Bundesl%C3%A4nder+Bestattung+totgeborene+Kinder+keine+einheitliche&rd=r1&fr=slv1-acer&u=www.dbk.de/imperia/md/content/schriften/dbk1a.bischoefe/db81.pdf&w=bundeslaender+bestattung+totgeborene+totgeborenes+kinder+keine+einheitliche&d=YrDvHqm4UTyR&icp=1&.intl=de&sig=TBy.6.PCi.5fPVhOuTdgEQ--, 24.2.2010.
Tote begraben und Trauernde Trösten – Bestattungskultur im Wandel aus katholischer Sicht, Sekretariat der Deutschen Bischofskonferenz Kaiserstr.161, 53113 Bonn, 20.6.2005.
69 Vortrag Deutscher Ärztinnenbund Regionalgruppe Bochum Ursula Heckel (Klinikseelsorgerin Bochum): «Ort der Trauer und der Hoffnung – Grabstätte für fehl- und totgeborene Kinder in Bochum und ihre Bedeutung für den Trauerprozess und seine Begleitung«, 20.06.2006.
70 http://www.veid.de/graeberfelder.0.html?&no_cache=1&sword_list[]=gr%E4berfelder, 22.2.2010.

71 http://www.veid.de/, 14.10.2009,
http://www.engelskinder.de/, 14.10.2009,
http://www.muschel.net/, 14.10.2009,
http://www.initiative-regenbogen.de/, 14.10.2009,
http://www.stille-geburt.net/, 14.10.2009,
http://www.schmetterlingskinder.de/, 14.10.2009.

72 Elisabeth Kübler-Ross/David Kessler. Dem Leben neu vertrauen. Den Sinn des Trauerns durch fünf Stadien des Verlusts finden. Freiburg:Kreuz-Verlag 3.Aufl. 2009.

73 Harriet Schiff. Verwaiste Eltern. Stuttgart: Kreuz-Verlag 7.Auflage 1997 (vergriffen).

74 Ute Horn. Leise wie ein Schmetterling. Holzgerlingen: SCM Hänssler 2. Aufl. 2005.

75 http://www.focus.de/gesundheit/ernaehrung/news/listerien-toedlicher-kaesegenuss_aid_480746.html, 23.2.2010.

76 http://www.kaffee-wirkungen.de/schutz-oder-schaden/schwangerschaft.html, 1.2.2010.

77 http://www.dge.de/modules.php?name=News&file=article&sid=788, 1.2.2010.

78 http://www.apug.de/archiv/pdf/rki_gesundheit_kinder_2004.pdf, 23.2.2010.

79 http://www.dge.de/pdf/ws/DGE-Stellungnahme-Alkoholkonsum-Schwangerschaft-2009-01.pdf, 1.2.2010.

80 http://www.zeit.de/2007/33/M-Foetus-Kasten, 14.10.2009.

81 http://www.contergan.de/, 23.2.2010.

82 http://www.sportundschwangerschaft.de/, 14.10.2009.

83 http://www.hts.no/de/products/pregnant.php, 14.10.2009.

84 http://www.down-syndrom.at/CMS/index.php?id=97, 23.2.2010.

85 http://www.bzga.de/?uid=377fecc2113ab57ac936e64a7f830c3e&id=medien&sid=147&idx=780, 26.2.2010.

86 Von lateinisch *invadere* – eindringen; in medizinischem Sinne Verfahren, die in den Körper eindringen, wie zum Beispiel eine Operation oder eine Probeentnahme.

87 http://de.wikipedia.org/wiki/Cordozentese, 26.2.2010.

88 http://www.praenataldiagnostik-info.de, 16.10.2009.

89 Von lateinisch *invadere* – eindringen; in medizinischem Sinne Verfahren, die in den Körper eindringen, wie zum Beispiel eine Operation oder eine Probeentnahme.

90 http://www.9monate.de/nackentransparenzmessung.html, 26.2.2010.

91 http://www.frauenaerzte-im-netz.de/de_praenatale-diagnostik-nackentransparenzmessung_864.html, 26.2.2010.

92 http://www.degum.de, 25.2.2010.
93 http://www.praenatalzentrum.de/cms/index.php?option=com_content&task=view&id=39&Itemid=38 , 26.02.2010.
94 http://www.labor-enders.de/326.0.html?&L=scsmjrxt, 26.2.2010.
95 http://www.labor-enders.de/321.0.html?&L=mfyegvrx, 26.2.2010.
96 http://www.labor-enders.de/326.0.html?&L=scsmjrxt, 26.2.2010.
97 http://www.9monate.de/Tripletest.html, 26.2.2010.
98 http://www.bzga.de/?uid=d0ba987a9c39415eb4dedd88eaf47903&id=medien&sid=147&idx=1409, 26.2.2010.
99 http://www.bzga.de/?uid=377fecc2113ab57ac936e64a7f830c3e&id=medien&sid=147&idx=780, 26.2.2010.
100 www.leona-ev.de, http://alltag.leona-ev.de/pn/module-pagesetter-viewpub-tid-1-pid-48.html, 17.2.2010.
101 http://de.wikipedia.org/wiki/Chorionzottenbiopsie, 26.2.2010.
102 http://de.wikipedia.org/wiki/Chorionzottenbiopsie, 26.2.2010.
103 http://de.wikipedia.org/wiki/Cordozentese, 26.2.2010.
104 http://www.praenatal-medizin.de/?cat=21, 26.2.2010.
105 http://www.hfscelle.de/, 31.3.2010.
106 Weißes Kreuz Zeitschrift I/2008, Heft Nr.33, Interview »Wegbegleiterin aus *Beruf*ung«. http://www.weisses-kreuz.de/uploads/tf/29_02_2008-10_55_37-wk33_310108korr4.pdf, 15.2.2010.
107 http://www.kiwu-wuki.de/2008/07/antimuellerhormon_ist_marker_f.html, 2.9.2009.
108 http://www.fertiprotekt.de/index.php?PHPSESSID=5f16b4273d5529d3d82b62c92b5c0a90&lang=de&id=31, 14.10.2009.
109 4. Bochumer Perinatalsymposium »Schwanger 40+/-« 16.1.2010, Vortrag von Dr. Ute Czeromin: Alles noch möglich oder beraten wir zu spät?
110 a. a. O.
111 Birgit und Wolfgang Schilling. Wir haben es uns so sehr gewünscht. Kinderlos – ein Ehepaar berichtet. Witten: SCM R.Brockhaus 2003, S. 106.
112 Ausschnitte aus: Christine Schultze. Gottes Liebe leitet mich. Predigt zu Genesis 37-50. Unveröffentlichtes Predigtmanuskript, Dortmund: 2009. Zusammengefasst von Ute Buth. Die vollständige Predigt kann per E-Mail bei der Autorin angefordert werden: u.buth@weisses-kreuz.de.
113 nach: Schilling. Wir haben es uns so sehr gewünscht.
114 Schilling. Wir haben es uns so sehr gewünscht, S. 106.

115 www.weisses-kreuz.de, Bundesgeschäftsstelle des Weißen Kreuzes e. V., Sexualethik und Seelsorge im Dachverband des Diakonischen Werkes, Weißes-Kreuz-Str. 3, 34292 Ahnatal.

116 1. Samuel Kapitel 1, http://www.die-bibel.de/nc/online-bibeln/neues-leben/lesen-im-bibeltext/bibelstelle/1.Samuel/anzeige/context/#iv, 27.2.2010.

117 Schilling. Wir haben es uns so sehr gewünscht, S. 40.

118 http://www.mayrapankow.de/, 31.3.2010.

119 http://iussa.ufermann.net/02/de/_content/biografien/_/index.shtml, 31.3.2010.

120 Dr. Ina Walter-Göbel, www.kinderwunsch-gelsenkirchen.de.

15. Erklärung Fachbegriffe

Anencephalus	Fehlendes Großhirn, offene Schädeldecke; schwerster Neuralrohrdefekt
Aszites	Bauchwasser
ß-HCG	Schwangerschaftshormon (humanes Chorion Gonadotropin)
Dopplersonografie	Blutflussmessungen
Echosonografie	Herzultraschall
Embryo	Ungeborenes Kind bis zum vollendeten 3. Schwangerschaftsmonat
Embryonenselektion	Einpflanzen der Embryonen mit den besten Chancen, Verwerfen der Übrigen
Embryotransfer	Übertragung eines künstlich gezeugten Embryos in die Gebärmutter am 3.–5. Lebenstag
Fetoskopie	Endoskopische Darstellung des Kindes
Fetus / Fötus	Ungeborenes Kind ab dem Ende des 3. Monats bis zur Geburt
Heterologe Insemination	Fremdsamenspende und Transfer in die Gebärmutter
Höhergradige Mehrlinge	Drillinge, Vierlinge, Fünflinge, ...
Homologe Insemination	Samenspende des Partners und Transfer in die Gebärmutter
Hystero-Salpingo-Kontrastsonographie (Hy-Co-Sy)	Ultraschalldarstellung der Gebärmutter und Eileiter mit Kontrastmittel
ICSI	Intracytoplasmale Spermieninjektion – Zeugung unter dem Mikroskop (Samenzelle wird in die Eizelle hineingespritzt)

Insemination	Samenübertragung in die Gebärmutter
Invasiv	Medizinische Bedeutung: in den Körper eindringen
IVF	In-vitro-Fertilisation – Zeugung außerhalb des Körpers »im Glas«
IVM	In-vitro-Maturation – Methode der künstlichen Befruchtung, Vorreifen von Eizellen vor der Befruchtung außerhalb des Körpers der Frau
Masturbation	Stimulation der Geschlechtsorgane, z. B. beim Mann zur Samengewinnung
Neuralrohrdefekt	Fehlender Verschluss des Neuralrohrs (Vorstufe des Rückenmarks und des Gehirns) in der Embryonalentwicklung, z. B. sogenannter »offener Rücken«
OHSS	Ovarielles Hyperstimulationssyndrom – Überstimulation der Eierstöcke bei hormoneller Eierstockreifung als Nebenwirkung möglich
PAPP-A	Schwangerschafts-assoziiertes Plasmaprotein A (Pregnancy Associated Plasma Protein A)
Präimplantationsdiagnostik (PID)	Erbdiagnostik bei künstlicher Befruchtung vor dem Embryotransfer)
Pränataldiagnostik (PND)	Vorgeburtliche Untersuchung in Bezug auf Fehlbildungen oder Erbgutschäden
Sonografie	Ultraschall
SSW	Schwangerschaftswoche

16. Stichwortverzeichnis